潜在能力を引き出すには、ある条件があるのです。
それをクリアできれば、誰もが潜在能力を開花させ、
自分の思うような成果を手にすることが
できるようになるのです――。

JN200165

序文

潜在能力をどのように鍛えるか

人間は潜在能力というもの凄《すご》い才能を持っています。潜在能力というと、皆さんはどんなイメージをお持ちでしょうか？　潜在能力とは「表に出ていない、内に秘めた才能」だと思っておられる方が多いのではないでしょうか。生成ＡＩに尋ねても、「潜在能力というのは隠れた能力で、いざとなったら発揮する能力」という答えが返ってきました。おおよその人の理解はこの程度にとどまっていて、潜在能力について深く考えたことがないというのが普通の感覚でしょう。

しかし、潜在能力とはそんなに簡単なものではないのです。それは一定の考え方と行動を伴うことによっていつでも発揮できるものであり、潜在能力を十全に発揮すれば想像していなかったレベルの成果が得られることもあるのです。

私は脳外科医であり救命救急センターの医者として、長年、人の命の瀬戸際を見てきました。常に気の抜けない緊張を強いられる状況の中、全力投球を続けていました。ある意味、常時極限状態にいたため、潜在能力が出やすい環境に置かれていたといえるかもしれません。実際に、信じられない力を発揮する人を身近に見ましたし、奇跡としか思えないような体験も数々目にしてきました。それらは、紛れもなく潜在能力の発現によってもたらされたものなのです。

しかし、全員が全員、いざとなったらもの凄い潜在能力を発揮するわけではありません。それをいつでも発揮する人もいれば、全く発揮しない人もいます。発揮する人でも、超ハイレベルの潜在能力を持つ人から低いレベルの人までピンからキリです。それはどういうことでしょうか。

私は脳科学者という立場で、多くのアスリートに助言をしたり、指導をしたりという経験も積んでいます。そういう中で、桁違いの潜在能力を発揮して国際大会でメダルを獲得した選手をたくさん見てきました。一方で、高い潜在能力を持ちながら、それを発揮できないままで終わった選手もいます。その違いはどこにあるのでしょうか。

私は昔、髪の毛に針を刺すほどの技能を持っていて、アメリカでゴッドハンドと呼ばれていました。ところが不思議なことに、病気をした後、その能力がパタッと消えてしまいました。潜在能力が完全に落ちてしまったのです。ところが、今、その感覚が少しずつ戻りつつあるのを感じています。それは、本書を書くにあたって、どうすれば潜在能力を引き出すことができるのかを深く考えたことに理由があります。

実は、潜在能力を引き出すには、ある条件があるのです。それをクリアできれば、誰もが潜在能力を開花させ、自分の思うような成果を手にすることができるようになるのです。

現在は、周りの人はもちろん、本人すらその才能に気づかずに、自分で自分の「潜在能力」の才能を放棄している人たちが多くなっています。なぜそうなのかについても、はっきりとした理由があります。

本書では、それらの理由を明らかにしながら、潜在能力をどのように鍛えるかということを一貫したテーマとして話を進めていきます。

なお、本書は三部構成となっています。

第1部では、私の潜在能力を引き出す手助けをしてくださった方々の話と、救命医としての体験から潜在能力の発現によって起こった奇跡のような出来事の数々について述べています。

第2部では、脳科学者として私が関わってきたスポーツ選手たちの話を中心に、潜在能力を引き出す方法について述べています。

第3部は、頭のいい子と潜在能力の高い子を育てるためにはどうするかという育脳《いくのう》の話になっています。

二〇四〇年にはイノベーション時代が来ると言われています。私はそれに対応できるように、子どもの育脳の仕事をボランティアで続けてきました。現在の日本では、いかにお金を出して子どもに高い教育を受けさせるかばかりが考えられていますが、果たしてそれで子どもの潜在能力が発揮されるのだろうかと疑問に思っているのです。それよりも、日常の生活の中で潜在能力を開花させるための習慣を身につけるほうが大事だと考えています。そのためには、親も先生も子どもへの対し方を変えなくてはいけません。第3部では、そうした方法を具体的に提示しています。

本書が読者の皆さん、そして日本の未来を背負う子どもたちの潜在能力の開花に少しでも資することができれば、著者としてこれ以上の喜びはありません。

目次

第2部　潜在能力を引き出す「言葉」と「運動」の力

1　脳の仕組みを理解する

2 美しい姿勢が潜在能力を引き出す

第3部 誰からも好かれ、運が良くなる子の育て方

1 育脳のポイント

2 潜在能力を発揮する条件

潜在能力が起こした奇跡のような出来事

第1部

1　運と潜在能力

◉人間の運は潜在能力から生まれる

スポーツ中継などを見ていて、「あの選手はついてるね」「今のプレーはツキがないな」というような会話を交わしたことはないでしょうか？　いや、スポーツだけではなく、日常生活の中でも「ついている」とか「ツキがない」といった言葉を口にすることは多々あるかもしれません。

脳科学者の中野信子さんが、運は科学だと言っていました。また運は自分でつくるものだとも言っておられました。確かにそういう面もあるのでしょう。しかし、私は人間の運とは潜在能力から生まれるものだと考えています。潜在能力を発揮することによって人脈

運がつくるものは

が広がり、運が巡って来るのです。そう考えれば、運とは人がつくってくれるものだと言っていいように思うのです。

周りにどういう人たちがいるか——それによって人の運は変わっていきます。凄《すご》い人の近くにいれば、それによって自分の潜在能力が鍛えられ強くなります。そして、やがてそれが表に出てきて、思いもしなかった大きな成果を手にすることができたりもします。その積み重ねで、運が変わっていくのです。

◉私の潜在能力を開発した三人の恩師

私自身の体験をお話しします。私には三人の恩師がいます。この方々に出会ったことで、私の潜在能力は鍛えられ、引き出されたと思っています。

一人目は日本大学医学部に入学後に師事した森安信雄教授です。森安先生が私に教えてくれたのは、「自分に厳しく、人には厳しく」ということでした。

富山県の田舎町に生まれた私が医者を目指したのは、「町の医者ってかっこいいな」と思ったのがきっかけでした。それで東京へ出てきて、日本大学医学部の脳外科で森安先生の医局に入りました。私は立派な医者になりたいという一心で、先生の教えを請いました。そこで四年過ごさせてもらい、博士論文を書いて医学博士の資格を取ることができました。資格を取得させてもらったお礼として、私は群馬県伊勢崎市にある日大の関連病院に出向しました。当時はこういう勤務スタイルが普通だったのです。

ある日、病院長の斎藤先生が「森安先生が林先生のことを雑誌の随筆に書いていますよ」と教えてくれました。「嘘でしょう。あんなに偉い先生が私のことなんて書くわけがないですよ」と私は言ったのですが、雑誌を見ると「随筆　テーマ：林成之　作者：森安信雄」と書いてあったのでびっくりしました。

こんなことがあるのかと思って恐る恐る読んでみると、私を評して「自分に厳しいことはいいことである」と書いてありました。そこまではよかったのですが、その次に「人にもっと厳しくならなければいけない」とありました。これを読んだとき、間違いじゃないかと思いました。「嘘だろ？　人には優しくだろう？」と思ったのです。

昔の医学部は上下関係が非常に厳しくて、部下が上司に口答えすることは許されませんでした。だから、森安先生に面と向かって「これは違うのではありませんか」とは言いませんでしたけれども、その随筆を読んだ後も、私は恩師の教えを破って「自分に厳しく、人に優しく」をモットーに生きてきたのです。

ところが、後年、私の研究仲間でありノーベル賞の選考委員長になったスウェーデンのアンガースタット教授に同じ指摘を受けました。「先生は『自分に厳しく、人には優しく』と言っているけれど、それは間違っている」と。どこが間違っているのかと聞くと、「人に厳しくないから、先生は間違った人を訂正する力を持っていない」とはっきり言われました。

アンガースタット教授は、私の行った脳低温療法の開発は「ノーベル賞の受賞に十分値する。これがアメリカだったらノーベル賞をあげたが日本ではあげられない」と言いました。その理由は、

「日本では先生の治療法を低体温麻酔と誤解している人たちがいる。先生は人に優しすぎて、その違いを厳しく指導していない。したがって、先生にノーベル賞をあげるとクレームがつく可能性がある。クレームがつく可能性のある人にはノーベル賞をあげるわけにはいかない」

と言うのです。そして、私が脳低温療法の秘策について英語で書いた本にノーベル賞の金貨のレプリカをつけて私に渡して帰っていきました。

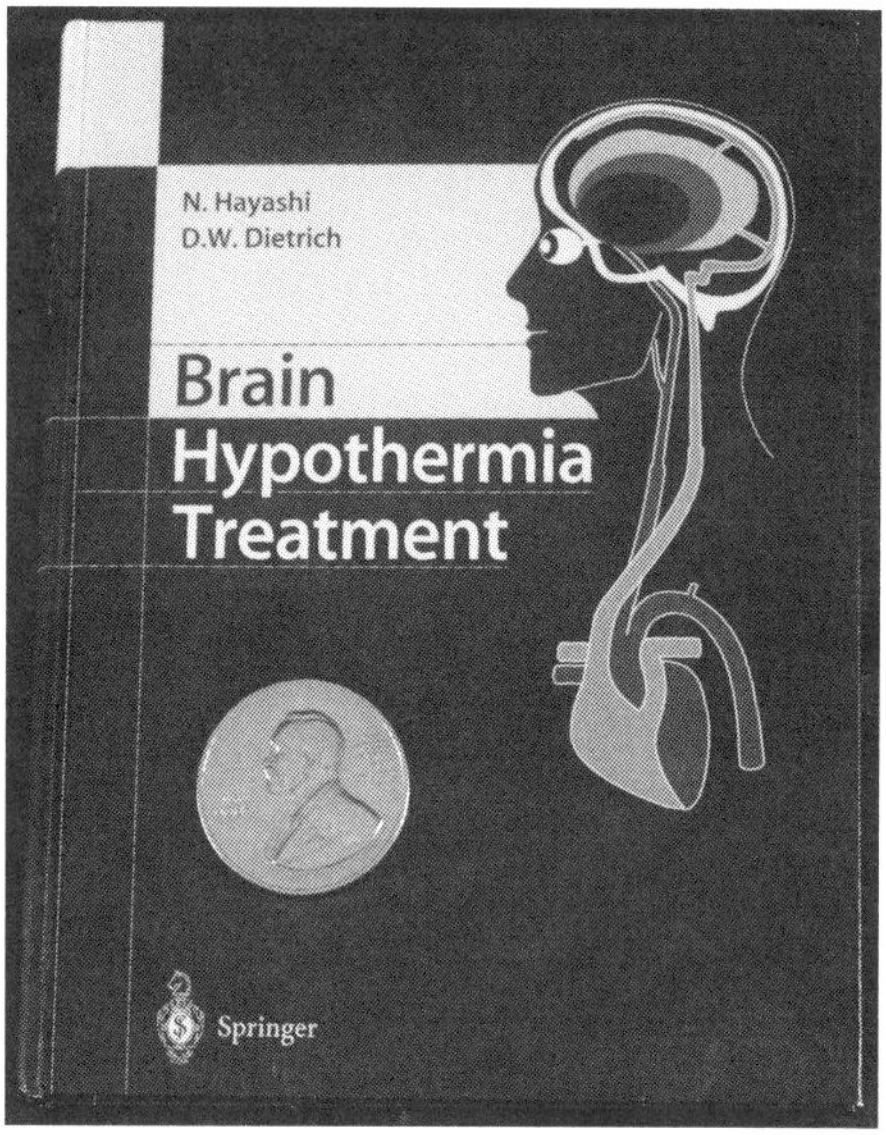

ノーベル賞の金貨のレプリカのついた自著

アンガースタット教授から指摘されて、ハッとしました。「自分に厳しく、人には優しく」という私の生き方は、自分の考えの甘さだったと気がついたのです。「人に厳しく」することは、「人に期待する」からです。学問の道においては、他の人の間違いであっても、できるだけ早く正してあげることによって、本人はその先、無駄な時間を過ごさなくて済みます。だからこそ、弱点を早く見つけて指摘してあげる。それが本人の能力を高めることにもつながるのです。つまり、この「厳しさ」は「優しさ」の裏返しと言っていいでしょう。そういう優しさが私には欠けていると正直に思いました。

アンガースタット教授に指摘されて初めて、森安先生が私に教えようとしていたことに気がつきました。森安先生の教えは実に奥が深かったのです。そのことをわざわざスウェーデンから教えに来てくれたアンガースタット教授の学問に対する厳しさに、私はこころからお礼を述べることができました。自分の潜在能力は、これによって一段と進化できたと思います。

二人目の恩師は、同じく日大医学部の坪川孝志教授です。坪川先生は、私に脳外科の知識を叩き込んでくださいました。そして、私は坪川先生から脳外科の専門医試験を受けるように言われました。

日本の医学界に専門医制度が生まれたのは一九六二年のことで、日本麻酔科学会が最初に設けました。その後、他の科でも専門医の認定制度が誕生しました。その背景には、医局が教授依存症になっていて、何事も教授の一存で決まってしまうことが多かったという問題がありました。日本中の医局が教授に忖度《そんたく》している状態だったのです。それはよくないというので、専門医試験を設けて、それに合格すれば専門医として認定することにしたのです。

私は坪川先生に命じられて第三回の専門医試験を受けました。そのとき私はまだ医局の助手レベルで、上にはたくさん先輩もいました。私に期待をしていただいたのでしょうが、そうした人たちを差し置いて受けるように命じられたので、思わず「僕が受けるんですか」と聞き返してしまいました。しかも試験が六月なのに、言われたのは三月なのです。

そのとき、坪川先生は「トップで合格してくれ」と言われました。当時の専門医試験は、合格者の名前と点数と順位だけでなく、指導者の名前も張り出されました。今年は誰がトップだったというのが話題になっていた頃ですから、指導者も大変だったのです。

このように高い目標を設定されたわけですが、私は坪川先生の指令を難なくクリアしました。試験の前日は夜中の一時まで手術をしていましたが、それでも余裕でトップ合格しました。というのも、私はアメリカの専門医試験でのトップ合格を狙って隠れて勉強していたからです。普段から目標を高いところに置いて自分を高めようとしていたことが結果に繋《つな》がったのです。

三人目の恩師は、ヒューバート・ロゾモフ教授です。ロゾモフ先生には、アメリカのマイアミ大学に留学していたときに師事しました。アメリカの脳外科医の四大巨匠に数えられる名医で、あんなに頭のいい人が世の中にいるかと思うくらい凄い先生でした。

先生が没後に知ったことですが、ロゾモフ先生は亡くなる前に、「ロッキー（私のアメリカネーム）は私の自慢の弟子だ」と言っていたそうです。私はそれを奥様からいただいた手紙で知りました。偉大な先生が私のことを「自慢の弟子」と言ってくださっていたことは驚き以外の何ものでもありませんでした。しかし、振り返ってみれば、ロゾモフ先生はいろいろなことで私に目をかけてくださっていたような気がします。

ロゾモフ先生から「自慢の弟子」と言っていただいたことは嬉しかったのですが、それを聞いたとき、自分は世界に自慢できる弟子をまだ一人も育てていないと気づき、自らを恥じました。そこは私が教授・教育者として欠けている部分だと思いました。それ以来、自分も自慢できるような弟子を育てなくてはいけないと心して、必死になって世界に通用する人間を育成してきました。

私とロゾモフ先生の関係は、自分の運命は人がつくってくれるという一つの好例だと思います。こういう体験をしたので、私は人によって運がつくられることもあると思っているのです。実際に、周りの人に引き立てられて運命が開けていったという人はよくいます。

その意味で、出会いというものは潜在能力を引き出し、運を開く大きな要素になるのです。立派な人の近くにいると、子どもは自然に立派になっていくものです。ああしろ、こうしろ、とうるさく言わなくても、立派な人の近くにいるだけで子どもは自然と立派に成長していくのです。

ついでに言うと、これには「同期発火」という脳の原理が関係しています。「同期発火」とは、「これはこうだ」と考えたことが相手の脳にも伝わっていくことをいいます。以心伝心という言葉がありますが、いちいち説明しなくても相手と回路が繋がって、意味が伝わるのです。非科学的な話のように聞こえるかもしれませんが、実際にそういうことがあるのです。それに最初に気がついたのは、私がまだ脳外科医として駆け出しの頃でした。

ところで、ロゾモフ先生はなぜ私を自慢の弟子と言ったのでしょうか。それはロゾモフ先生が一九五四年に世界で初めて開発した脳低温療法の理論を、私が引き継いで完成させたからだと思います。私は一九八〇年にアメリカに行きましたが、当時はまだ脳低温療法は難しすぎて、誰もチャレンジしていませんでした。だから、私はそんな治療法があることは全く知りませんでした。後年、脳外科医として脳低温療法に関心を持ち、文献を調べていたら、そこにロモゾフ先生の名前が出てくるので「はてな？」と思っていたら、先生が脳低温療法の発明者であったことがわかったのです。

そういうご縁もあって、日本で脳低温療法をテーマにした学会を開いたときにもモゾロフ先生に来ていただいて討議をしました。そのときに先生は誰にも答えられない質問をしたうえで「今の質問は数年経ってから誰かが答えを出すかもしれないね」と話されました。それを聞いて、世の中には本当に頭がいい人がいるんだなと感心しました。私が今まで会ったことのないような先生でした。

この森安先生、坪川先生、ロゾモフ先生のお三方が私の考えの原点を作り、潜在能力を鍛えてくれました。三人と出会ったことで、私の潜在能力は飛躍的に高まることになりました。

◉素直さは潜在能力を伸ばす絶対条件

立派な人のそばにいると自分も立派になっていくのですが、それには条件があります。それは「素直」であるということです。先生に逆らって、先生を嫌いになると、運は開けないのです。先生たちに教わるとき、私はいつも素直でした。その姿勢は小学校のときから変わりません。その点では、小学校のときから私には運がついていたと言えると思います。

振り返ってみれば、私の小学校時代の先生もロゾモフ先生と似たようなタイプでした。酒井先生という若い男性教師で、四年から六年までの担任でした。酒井先生は、毎朝、子どもたちに漢字と算数の小テストを出しました。私はいつもクラスのトップで、病気で一か月休んでも、まだトップでした。

すると、ある日曜日、先生から電話がかかってきました。「林、ちょっと学校に出て来い」と先生は言いました。わざわざ日曜日に呼びつけるのですから、何かいいことがあるに違いないと思って急いで学校に行きました。すると、「林、今日これからS君の家に行きなさい。S君は授業が遅れているから学校に寄越して、君がS君の家の仕事を手伝いなさい」と言われました。

要するに、クラスメイトのS君の成績が悪かったので個人指導をしようというのです。ただし、S君は家の仕事の手伝いをしなければならないので、成績の良かった私に家の手伝いの代わりをさせて、S君を学校に来させようというわけです。

私がS君の家に行くと、ご両親が「どうしたの?」と言うので「先生から行ってこいって言われたから来ました」と話をすると、びっくりしていました。

そんなことを言う先生は他にはいませんでした。今の時代であれば、先生が日曜日に子どもを呼び出したり、人の家の手伝いを命じたりすれば大問題になるでしょう。しかし、当時はおおらかな時代で、そういう酒井先生を町中の人たちが応援していました。そして、酒井先生のクラスの生徒を「酒井先生の子どもたち」と呼んでいました。それは私たちにとっても嬉しいことでした。

だから、先生に言われたことに必死に取り組みました。子どもというのは、必死になると損得を考えずに全力投球するものです。これは昔も今も変わりません。

酒井先生のクラスには十五人のクラスメイトがいました。そのうち四人が大学まで進学しました。漁師町では異例のことだったので、町中の話題になりました。さらに、この四人のうちの二人が大学の教授になりました。ここからも酒井先生の教育力の高さがわかります。そんな先生に教わったことを私は今でも誇りに思っています。

今は地域の人も含めてみんなで子どもを育てようとする環境がありません。教育現場もそうですが、大人は何事も自分の損得を考えて判断しようとします。新聞を読んでいても、損得のために嘘をついたり、騙《だま》したりという話は日常茶飯事です。そんな大人を見て子どもはどう思うでしょうか。子どもがまっすぐに育たない環境が揃っていると言ってもいいでしょう。

素直であることは最大の美徳です。そして素直に言うことを聞くから、運が開けるのです。大人は、子どもが素直でいられるように環境を整えなくてはいけません。それが子どもの潜在能力を伸ばすためには絶対に必要な条件です。

◉「桁違いの目標」に全力でチャレンジする

私が少年時代を過ごしたのは終戦直後でした。「産めよ増やせよ」の政策で、どの家にもたくさん子どもがいました。そんな中、私は一人っ子でした。小学校に上がる前、正装の母が私の前で手をついて「大切なお願いがある」と言いました。何事かと思ったら、母は「自分はあなた一人しか産めない。だから、あなたは四人分頑張るのよ！」と言いました。一人しか子どもが産めなかったことを母は悩んでいたのです。

このようにして、私は母親から前代未聞のミッションを授かりました。子どもながらに母親の悩みを聞いた私は、母親の望むように四人分頑張ろうと思いました。

家の近所に、いつも私を可愛がって応援してくれる老婦人がいました。その方は、母が私に四人分頑張れと言ったことを聞いて、「そんな可哀想なことを言ったらいけないよ」と母に口添えしました。でも、私は「そんな可哀想なこと」と言われたことが悔しくて、なんとか四人分頑張ろうと何事にも全力投球しました。

一人で四人分というのはさすがに荷が重く、四人分の何かを達成したことはありませんでした。でも、全力投球した結果、私は文武両道に才能を発揮して、勉強も運動もいつもクラスのトップでした。ただし、それを自慢に思うことは全くありませんでした。四人分頑張れと言われていたので、どんなに結果を残しても達成した気にならなかったのです。

しかし、振り返ってみれば、母から命じられた一人で四人分を達成するという大きすぎる目標をなんとか達成しようと何事にも本気で立ち向かったことがよかったのです。それによって、人並み以上の潜在能力が開花したように思います。

先に述べたように、私は人間の運は潜在能力から生まれると考えています。そして、潜在能力というものは豊富な体験から生まれるものです。その意味では、一人で四人分という桁違いの目標達成に向けて課題に全力でチャレンジした体験が私の潜在能力を育ててくれたと言ってもいいと思います。

◉潜在能力を発揮する二大ポイント

ところが、普通、人間は桁違いのチャレンジをしようとしません。むしろ、難しいこと、面倒なことはできるだけ避けて、なんとかやり過ごしたいと考えます。これには脳科学的な理由があります。つまり、人間には自己保存の本能があり、自分を守るために目標を小さくしがちなのです。言い換えれば、失敗するのが嫌なので大きな目標をつくろうとしないのです。

しかし、小さな目標ばかり追いかけて成功しても、人並み以上の潜在能力は育ちません。潜在能力を伸ばすには、二つの大きなポイントがあります。一つ目は今言った「桁違いの大きな目標を立てる」ことで、二つ目はそれを実現する「驚きの技術」を考えることです。誰もできないだろうと思うようなことを目標にし、誰も考えないような手法で達成していくことによって、桁違いの潜在能力が開花するのです。

ところが、普通は一つ目の桁違いの目標すら立てられません。失敗を恐れ、目の前の損得ばかり考えるので、大きな目標にまで考えが及ばないのです。ましてや、それを可能にする驚きの技術を考えることなど皆無だと思います。チャレンジする前から「そんなものはつくれるはずはない」と諦めてしまっているからです。

本書のテーマである潜在能力の鍛え方は、桁違いの目標を立てて、それを実現可能にする驚きの技術を考えるところからスタートします。それこそが潜在能力を発揮する二大ポイントなのですから、そこからスタートしなければ意味がないのです。

2 桁違いの潜在能力が巻き起こした奇跡

◉偶然の閃きから生まれた世界初の管理システム

私が潜在能力を鍛え、高める方法を悟ったのは、全くの偶然でした。

一九九一年、私は母校である日本大学医学部附属板橋病院の救命救急センター部長を拝命し、脳外科専門医として全力投球で仕事にあたっていました。救命救急センターには、日夜、一刻を争う病状の患者さんたちが運ばれてきます。人の命を扱う現場ゆえ、私だけでなく、部下の医師や看護師たちも常に緊張感を持って全力投球していました。

ただ、私は単に命を救うだけでは満足できませんでした。そこで、患者さんのために世界一の医療をしようという桁違いの目標を掲げようと考えました。それによって、部下たちにも、より一層の高みを目指してほしいという思いもありました。

毎朝七時から医局全員で行っていたカンファレンス（集会）の際、私は何気なくこう問いました。

「みんな、もし自分が患者さんの家族だったら、この救命センターで一番優秀な医者に診てほしいと思わないかな？」

医局員のレベルを上げるためにもっと勉強をする必要がある、という趣旨で発言したのですが、みんなは自分たちのレベルが物足りないと言われたように感じたのでしょう。私は猛反発を食らいました。「それなら先生、明日から毎日当直医をお願いします」と言われ、センター部長であるにもかかわらず、救命救急センターの当直を一週間連続でやらされることになりました。

しかし、この一週間の当直が私に偶然の閃《ひらめ》きをもたらしました。連日の激務にクタクタになって、私は自分の肉体的限界を知りました。そのときに、医師が直接見ていなくても患者さんの容態を詳細に測定し、ベッドサイドやナースステーション、あるいは部長室など複数箇所のモニターで絶えずチェックできるようなコンピュータ管理システムがあって、モニター画面を見れば救命救急センターの医者・看護師の全員に患者の状態がわかるよう

偶然の閃きから生まれた画期的な管理システム

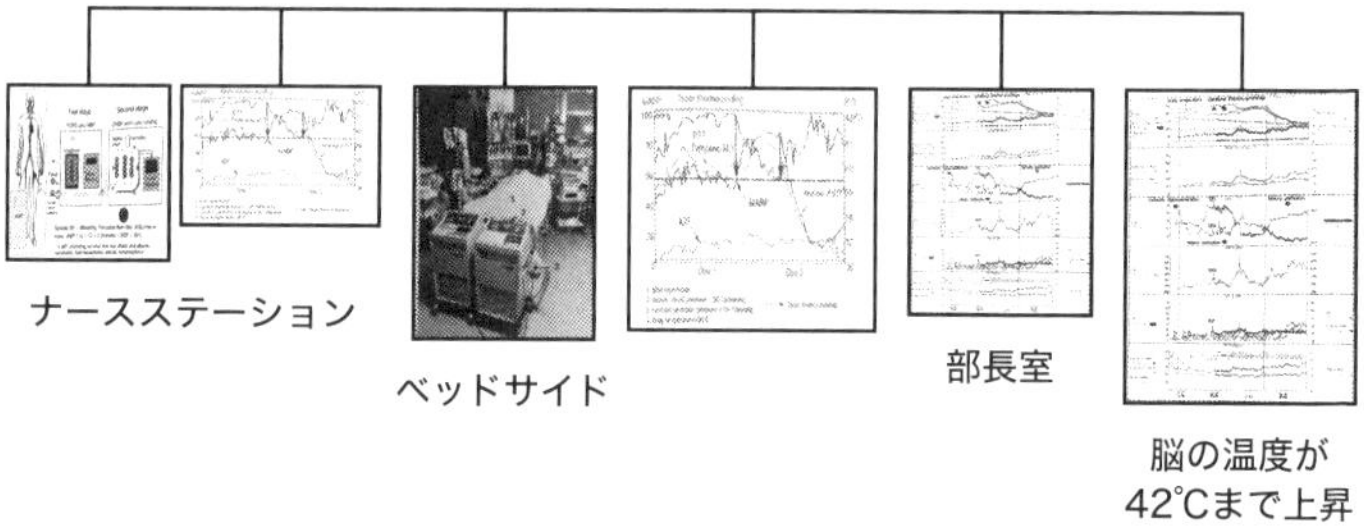

日大救命センターでは、誰でも、どこからでも入院患者の病態情報が見られ、疲れたらいつでも休める、医療従事者にとっては、夢のような管理体制が構築された

になれば便利なのに、と考えたのです。

　もちろん、そういうシステムを導入している病院はまだどこにもありませんでした。

　私はその閃きを実現できないかと考えました。考えるだけでなく、すぐに行動に移しました。日大大学院医学研究科博士課程を修了した後、私はマイアミ大学医学部脳神経外科、同大学救命救急センターに留学していました。そのときの友人がフェニックスにあるＥＭＴＥＫというコンピュータ会社に勤務していました。私は彼に会いにアメリカに渡り、「患者の情報をデジタル化して、どこからでも見ることのできるシステムを作れないだろうか」と相談をしました。

　私の話を聞いた彼は「それはいい考えだね」と肯定的でした。でも、「システムの構築に日本に来てくれないか」と頼むと、「アメリカでもそんなシステムを実現している医療機関はまだない。アメリカにないものを作るために日本までは行けないよ」と、私の申し出を断りました。私は諦めきれず、「それならEMTEKの研究システムだけでも見学させてくれないか」と頼み込みました。するとアメリカ人は気がいいので、「わざわざ日本から来たんだし、見学だったらOKだよ」と快諾してくれました。

早速私はEMTEKの前にあったモーテルを予約して、翌日から連日、社員の誰よりも早く会社に行って一番遅く帰るという生活を続けました。すると、二十日ぐらい経ったとき、「ドクター・ハヤシはうちのノウハウを盗んで日本に持って帰るつもりじゃないか」という変な噂が立ちました。しかし、そこから「そんなに熱心なら日本に行ってやろう」という話に進展しました。これによって日大救命救急センターの管理システムが生まれることになったのです。

◉既存の枠を破った医師と看護師集団

日本に行ってやると言われたときは驚きました。当然、予算も何も組んでいませんでした。その話があった後、私はすぐに日本に帰って、当時の医学部長で後に日大総長になる瀬在幸安《せざいゆきやす》教授に恐る恐る報告しました。すると瀬在先生は、こちらの気持ちを察してくれて、「その予算は本部から借りてやる」と即答してくださいました。凄い決断力に私は舌を巻きました。

ちなみに、この瀬在先生は日大救命センターの潜在能力発生の進化をもたらした恩人であると同時に、東京都の救急医療体制の発展にも貢献されました。私は瀬在先生からニューヨークの救急医療を視察してくるように特命を受けて、東京都衛生局からの紹介状を持参してニューヨークの救急隊員の専門学校やニューヨーク救急隊が持っている専門放送局を訪れました。そこで得られた情報を元に東京消防庁で、現在の救急医療体制が討論され、実現を見たのです。この瀬在先生のバックアップによってＥＭＴＥＫの高精度モニタリングシステムが日大救命救急センターに導入されることが決まりました。これが医局に〝革命〟を起こしました。もともと全力投球が体質化された集団だったのですが、世界初の管理システムが導入されることが決まると、それまでの枠を破り、医者も看護師も一致団結して勉強を始めました。ここから救命救急センターのスタッフ全員が桁違いの潜在能力を発揮することになったのです。

まず奮起したのは看護師たちでした。「いつもキャッチャーじゃなくて、時にはピッチ

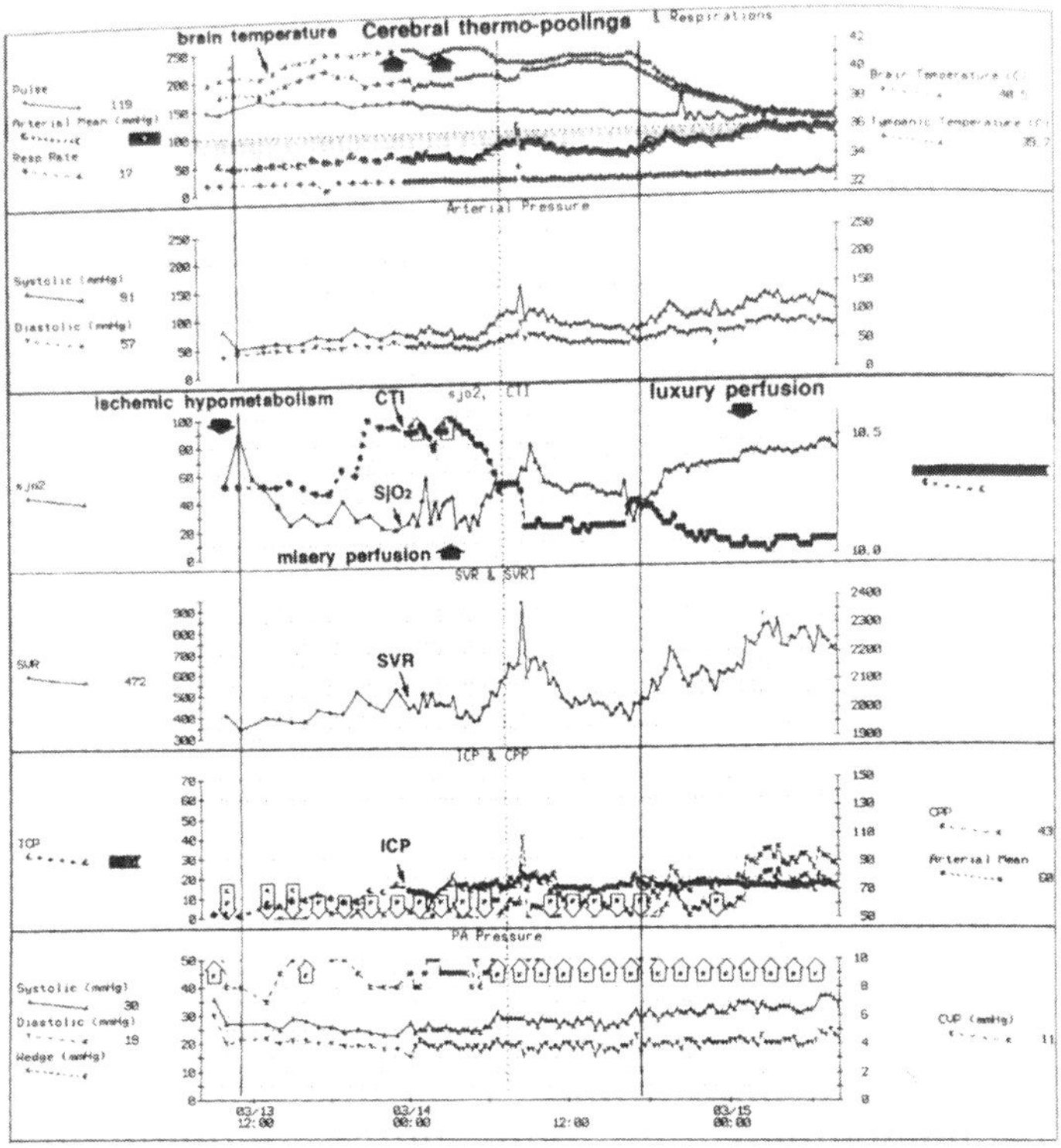

脳の熱貯溜現象が、体温39摂氏以上で、血圧が105mmHg以下になると発生

ャーになることもあるから一緒に勉強してほしい」と私が伝えたことがきっかけになって、英語のシステムを理解するために、十人のチームを組んで毎日夜中の十時まで勉強会が始まりました。その結果、看護師のレベルが医者と変わらないくらいまで高くなり、患者さんを診る能力がついていきました。このときは一気に医者が増えたよ

うな感じがしました。医者は各科から救命救急センターに来ていたのですが、みんな看護師に向かって「師匠」と呼びかけていました。それほどレベルの高い看護師集団になったのです。

この看護師たちの成長によって、救命救急センターは一気に進化しました。そういういきさつを知らない他の大学の人たちは、いったい何が起こったのかと非常に不思議に感じていたようです。

◉世界中に衝撃を与えた脳低温療法

人間の代謝は、三十四度を境に糖代謝から脂質代謝へと変換します。そのため、脳を低温に保てば脳保護作用が得られると考えられていました。しかし、脳代謝モニターで脳の温度を測定した数値を見ると、急速に脳を冷やした結果、三十四度以下になると血糖値が上がり、脳組織の中に神経毒である興奮性アミノ酸や代謝過程のグルコース・ピルビン酸・乳酸などが増えることがわかりました。それにより余計に症状が悪くなってしまうのです。

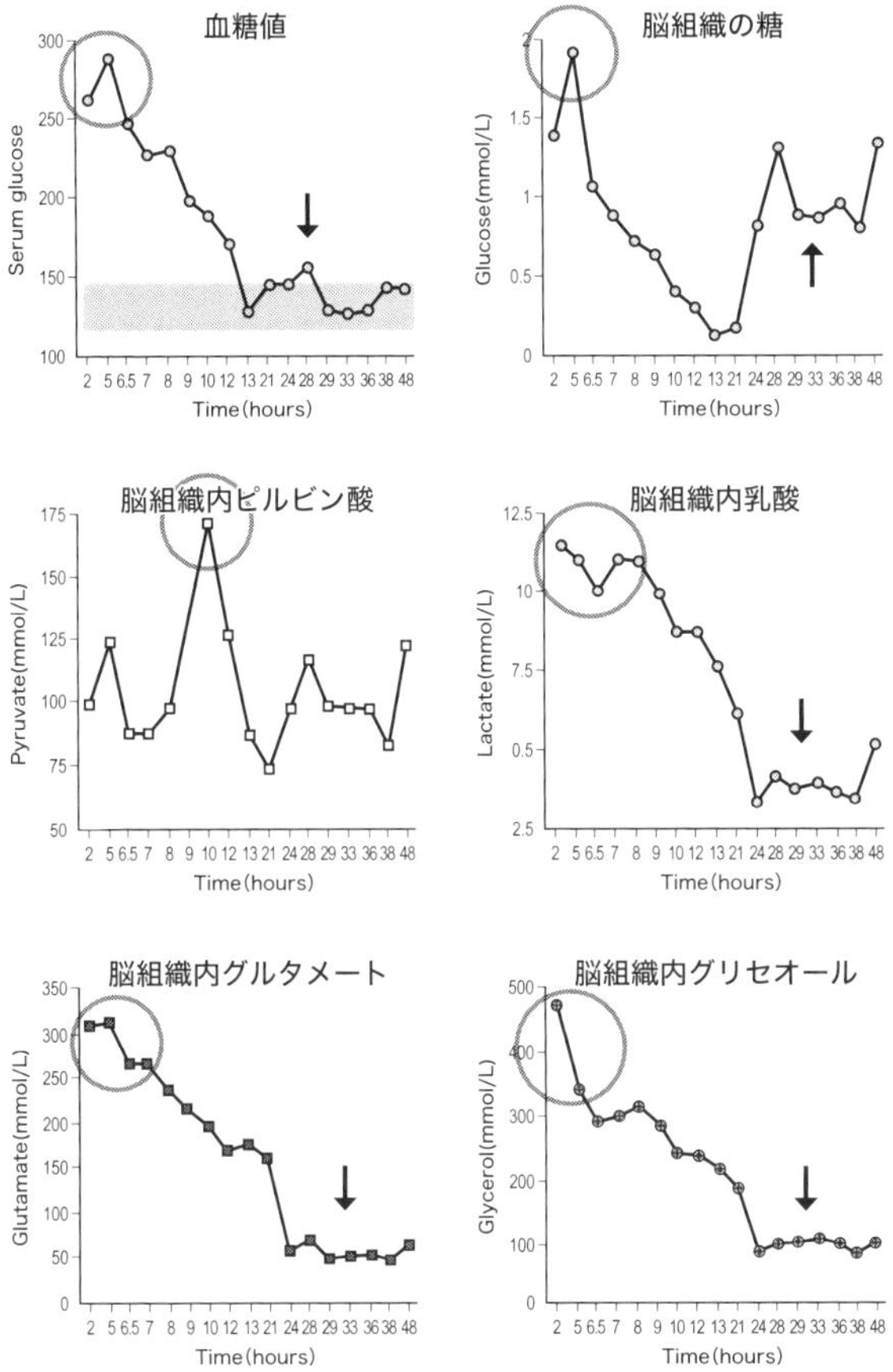

New concept of brain hypothermia treatment pp 85-91 in Brain Hypothermia Treatment Springer Verlag Tokyo, N Hayashi eds 2004

脳低温療法の導入時に起きる脳代謝の悪化現象
（急速導入に伴って糖代謝から脂質代謝への変換が起きるため）

それ以前は、経験的に「早く冷やそうとするけれどそれは違うのではないか」と指摘しても、誰も信用しませんでした。証拠となるデータがなかったからです。しかし、脳代謝モニターによる測定によって、その証拠が得られたのです。

この測定法は〝マクロダイアリーシス〟といいます。この測定法を考えついたのが先に名前を挙げたアンガースタット教授です。彼は「これは動物にしか使えない技術だ」と言っていたのですが、私はそれを人間に使うことを提案したのです。我ながらずいぶん大胆な提案をしたものだと思います。

それまで人間に使われたことがない技術ですから、これを人間に導入して良いか否かの討論が、約一年間、大学の生命倫理委員会で行われました。しかし、私は当時、直径一ミリのセンサーを脳に刺して脳の温度を測っていたので、経験上、問題はないと思っていました。そして一年がかりの検討の末に許可が得られ、脳代謝モニターを使った測定法が導入されることになったのです。

こうして世界初の脳代謝モニターの導入されることになりました。その結果、驚きの発見がありました。

人の死の法的基準となる脳死は、それまで酸欠などが要因とされていましたが、モニタリングシステムを活用した臨床研究の結果、脳の温度が四十二度より高くなると脳細胞の死滅が始まることが判明しました。その結果、わずか〇・五度の違いで命が助かるか否かがわかるようになりました。この発見が、〇・五度刻みで脳の温度を管理する脳低温療法の確立に繋がったのです。

また、先に述べた三十四度を境に脳内で糖代謝から脂質代謝への変換が発生することも明らかになりました。三十四度を境に糖代謝から脂質代謝の変換が起こるということは、脳低温療法では血糖値管理が必須であるということです。以来、脳低温療法は慎重に行われるようになり、厳密な血糖値の管理とともに、脳の温度を三十三・八度に管理すべきか三十三・四度に管理すべきかといった判断が正確にできるようになりました。

この脳低温療法の進化によって、従来は回復不能とされてきた瞳孔《どうこう》が開いた患者さんも意識を取り戻せるようになりました。心停止の患者さんの救命率は一・二%から四十%台までに大幅に改善されて、助かる患者さんの数が一気に増えました。

急いで体温を下げずに、ゆっくりと血糖値を管理してから下げていくという処置法が功を奏したのです。病気は嘘をつかないので、それを完璧な管理で処置しようとしたのが日大の脳低温療法でした。

日大救命救急センターには、脳低温療法を学びに世界中からたくさんの医者が勉強に来ていました。なぜ延命率が劇的に改善されたのか説明するため、連日、朝の七時から英語でカンファレンスを行いました。毎朝、国際学会をやっているようでした。アメリカやヨーロッパから脳低温療法の見学に訪れた先生方は、日大の医療のレベルの高さに驚いていました。まだマイクロダイアリーシスの技術が世界に知られていなかったため、学会では「林先生の話はどこまでが動物実験で、どこからが臨床ですか？」と思いもよらない質問も受けました。「これはすべて臨床の話ですよ」と私が言うと、みんな驚いていました。

この話は一般の方には難しく聞こえるかもしれませんが、当時、人の命を預かる立場にあった者にとって、脳低温療法の有効性を裏付ける新発見は嬉しくて、足が宙に浮いて歩いている感じがするほどでした。

◉桁違いの潜在能力を発揮して進化した日大救命救急センター

話を戻しますが、このモニターの情報は、私が当初構想したように、ナースステーションのみならず、ベッドサイド、カンファレンスルーム、センター長室からも見ることができるようになりました。その結果、入院患者の状態をセンターの誰もが知ることができるようになったため、それまでの主治医制度とは異なり、医者は疲れたらいつでも休めるようになりました。救命救急センターの医者にとっては、夢のような診療体制づくりに一歩近づいたのです（三十二頁の図参照）。

また、カンファレンスで毎朝討論して情報を共有しているので、間違いが起きず、結果として医療事故がゼロになりました。自分が間違ったかもしれないと思っても、情報を共有していないと、自己保存の本能で自分を守るために隠してしまいます。だから、公の前で討論するのは非常にいいことです。逆に言えば、自己保存の本能によって医療事故に繋がることがあるということです。

日大救命救急センターでは、原則として毎朝討論をします。朝の七時から全員が集まって、まず一年生が報告をします。上司が目の前に座っていて、間違いがあればすぐに正します。上司が正せないときは講師が答え、講師が正せないときは准教授が、准教授が正せないときは教授が答えるという手順でやっていました。

また、世界中から勉強に来ているので討論は英語で行います。外国人は嘘をつきません。

嘘をつくとしたら、それは自分たちなのです。

そのカンファレンスは看護師も聞いていますし、ときには患者さんの家族も聞いています。家族がいたら嘘はつけません。家族も、誰ができる医師なのか、よく知っているのです。だからこちら側も皆、真剣でした。そういう救命救急センターは、日本に他にないと思います。

このようにして救命救急センター全体のレベルがどんどん上がっていきました。真剣な現場で鍛えられた結果、日大の医者や看護師が京大や東大から招かれるようになりました。これは常識ではあり得ない話です。

私の周りからは、優秀な看護師もたくさん育ちました。彼女たちには外国の看護大学からオファーが来て、三人が講師としてイギリス、エジプト、スウェーデンの各大学に派遣されることになりました。看護師が外国から講師として呼ばれるというのも、普通はあり得ないことです。日大の救命救急センターはどういう教育をしているのかと話題になったほどでした。

後年、私がマイアミで講演をしていたら、一番後ろに見覚えのある女性が座って聴講していました。「あれっ?」と思ったら、救命救急センターで一緒に働いていた看護師でした。彼女はマイアミ大学の脳外科に「看護師をさせてほしい」と直談判して入ったそうです。「林先生の名前を使ったらすぐに通りました」と言って笑っていましたが、そこまで行動する人はなかなかいません。

アメリカの人たちも彼女の優秀さに気がついたのでしょう。日本からやって来た女性がいると有名になっていました。彼女はアメリカの大学病院で看護師として働くという桁違いの目標を立てて、直談判するという行動力で、潜在能力を開花させた例と言ってもいいでしょう。また、救命救急センターの看護部長は日大の卒業生でしたが、京都大学から看護部長として来ないかと声がかかりました。彼女に相談されたので、「国立大学の看護部長は大変だから関連病院の看護部長をやったらどうだ。それでも十分に君の力を発揮できるから」とアドバイスしました。それで彼女は日大板橋病院の重症者を管理する部屋の師長になり、その後、政府の委員なども務めています。

学会に行くと東大の先生から「日大の勉強をするために学会があるみたいだ」と言われたことがあります。千葉大学の先生からは「林先生のカリスマ性がすごい」と褒めていただきました。私の考え方も含めて日大救命救急センターのシステムは高く評価されるようになったのです。

3 潜在能力を引き出す脳の仕組み

桁違いの目標を掲げる

◉桁外れの目標を持って「全力投球」する

これは私の周囲に起きた変化のごく一部です。何気ないひと言が医師・看護師たちの意識を変え、かつてない機器の発明を促し、医学界に衝撃を与える数々の研究成果を生んだのです。その当時は明確に言語化できていませんでしたが、普通の人が考えない、けれど人のためになる桁違いの目標を掲げ、全力投球することによって、潜在能力を発揮させることができることを私は知りました。

すべては桁違いに大きな目標を立てたことから始まっているのです。それが私だけでなく、周囲の人たちにも大きな運を呼んだと言っていいと思います。

だから、最初に述べたように、人というのは誰と会うかが問題なのです。そして、誰と会うかは運命です。運命だから本来はコントロールできないわけですが、人を引き寄せるのも自分の力、潜在能力によるものだと私は思っています。自分がだめなときは、決していい人に出会えません。

当時の私の口癖は、「それは自分を守るための意見じゃないのか」ということでした。そして、「自分ばかり守ろうとしないで、人のためになるような桁違いの考え方をしなさい」としょっちゅう言っていました。そういう考え方の下で全力投球した結果、誰も想像しなかった、驚くべき出来事が次々に起こったのです。それは奇跡と言ってもいいと思います。

しかし、「桁外れの目標を持って全力投球をすれば、桁外れの潜在能力が発揮される」という法則に気づいてからは、どんなに凄いことが起こっても不思議には思わなくなりました。すべては起こるべくして起こったことなのです。

モニターシステムを導入したいと思ってアメリカに行ったときには、まだそういう考えは私の頭にありませんでした。しかし、それを導入してみると、考えられないようなことが次々に起こったので、これは何かあると気づいたのです。私の周りにいる人たちも、

「よくわからないけれど林先生の傍にいると凄いことが起こる」と言っていました。これはアメリカでも言われました。

普通はみんな、自分を守るために桁違いの目標を持てずに、「これは損している」とか「得にならない」といったレベルの小さな目標ばかり掲げています。私は、桁違いの目標を成し遂げるために損をすることは全然不思議ではないと思っています。たとえ目先の何かで損をしたとしても、結果的には全部がいい方向へ回っています。自分だけでなく、私の周りの人たちもみんな立派になっています。最近の三年間は私だけが立て続けに大きな病気をしてしまって地獄に落ちたような状態になっています（大病については第3部で詳しく話します）。でも、自分でも不思議なのですが、それでいいと思っているのです。

繰り返しますが、ほとんどの人間は自己保存の本能によって小さな目標しか立てないうえに、損得勘定をするので、桁外れの大きな目標は持てないのです。それをやると損をするという話になってしまうからです。多くの人がその考え方を正しいと思っています。だから、「桁違いの目標を立てなさい」と私が言うと、「えーっ」という反応が返ってきます。

しかし、世界一の救命救急センターを作りたいという桁違いの目標を立てたことが私の潜在能力の発揮を促し、目標を実現に導いた原因であるというのは紛れもない事実です。

目標というものは体験から生まれます。そのため、自分の殻を破るという体験を何度もした人は、だんだん大きな目標を掲げることができるようになります。しかし、自分が傷つかないように守ってばかりいて、殻を破るという体験をしたことがない人は、小さな目標しか持てないということになるのです。

そういう人が桁違いの大きな目標を持つためには、ひとまず自分のことは横に置いて、「人のために何ができるか」と考えてみるのも一つの方法です。現実的には自分を守りたいとみんな考えているのですが、目を外に向けてみるのです。

人のために生きようと考える人が増えてくれば、世の中は大きく変わります。そして、そこが変わるだけでも、潜在能力が引き出されて、いい人生を送れるようになると思います。逆に言えば、自分の得だけを考えているうちは、大きな潜在能力は発揮できないということです。

◉潜在能力の発揮を妨げる最も厄介な存在

救命救急センターに起こった数々の奇跡のような体験を経て、脳神経外科医の私は救命の仕事と並行して脳科学の研究を始めました。

脳は、いくつかの〝本能〟を持っています。中でも強い影響力を持つものが、

「生きたい」

「知りたい」

「仲間になりたい」

という三つの本能です。

「生きたい」「知りたい」という脳の本能は、人間社会の中に〝科学〟を生み出しました。また、「知りたい」「仲間になりたい」という本能は〝文化〟を、「生きたい」「仲間になりたい」という本能は〝宗教〟を作り出しました。

さらに、現代社会では、「生きたい」という本能は〝家庭〟を、「知りたい」という本能は〝教育（学校）〟を、「仲間になりたい」という本能は〝会社〟を作りました。

これらの美しい本能を生かせば、人は素晴らしい力を発揮できるのです。

しかし、なかなかそうはいきません。なぜなら、たびたび言うように、「自分を守りたい」という自己保存の本能が、往々にして悪さを働くからです。

嘘をつく、失敗を隠す、言い訳をする。メディアを騒がせている政治家たち大人の保身は目に余りますが、小さい子どもでも自分を守る言動をします。本能的に、何かに取り組

原点に従って全力投球し、すべての脳を使う

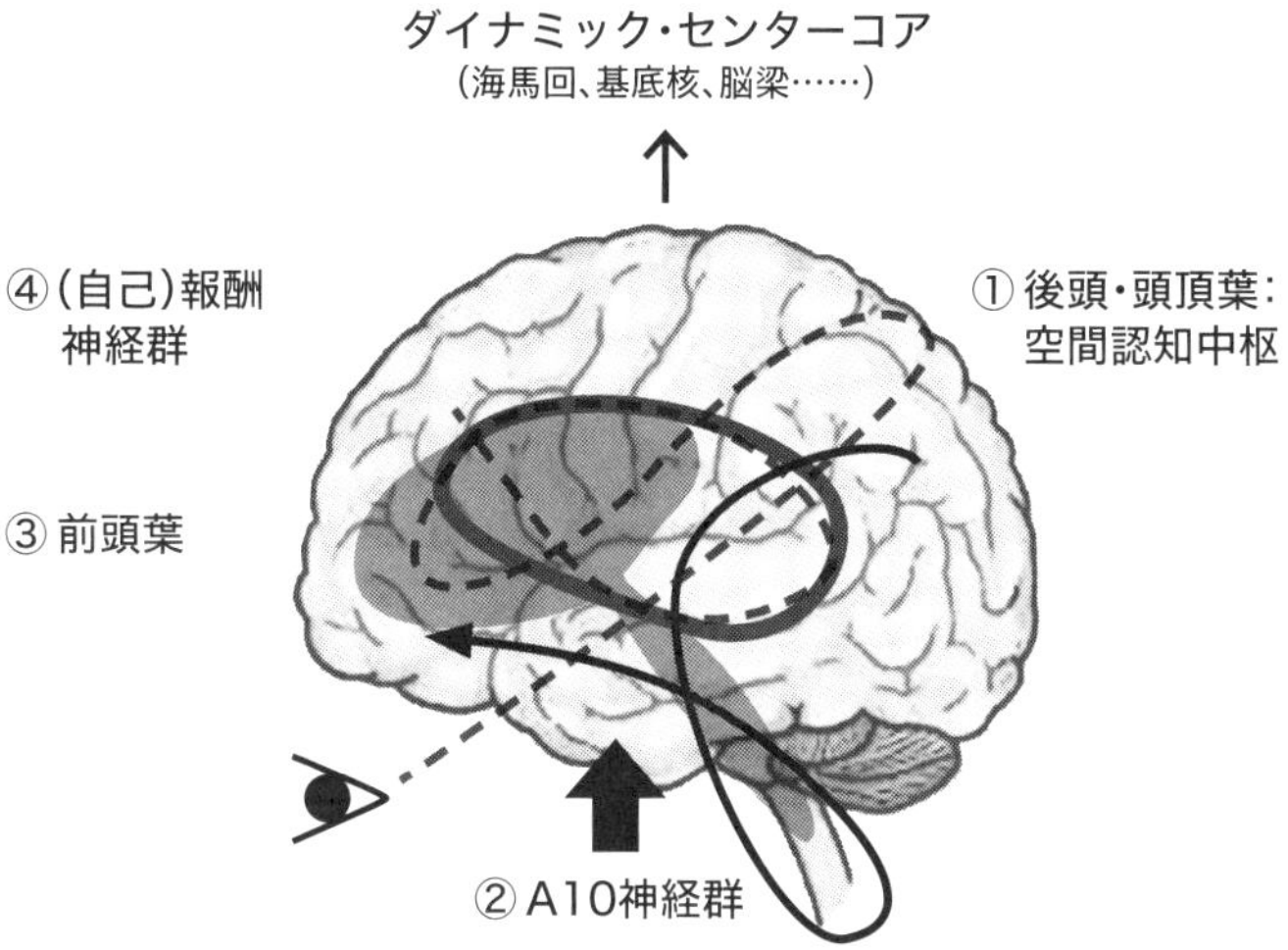

む際にも目標を小さくしてしまうのです。この本能は、潜在能力を発揮する機会を奪う、最も厄介な存在と言えます。

この自己保存の本能を克服するには、脳の特別な仕組みを理解する必要があります。その仕組みとは、次のようなものです。

まず、目から入った情報は後頭・頭頂葉《とうちょうよう》の空間認知中枢で大脳皮質神経細胞に認識されます。これが第一段階です。次にその情報は、第二段階「A10神経群」に到達します。このA10神経群は、危機感を司る「扁桃核《へんとうかく》」や好き嫌いを司《つかさど》る「側坐核《そくざかく》」など重要な領域が集まった部分です。第一段階で目に入った情報に気持ちが動き、この第二段階で「面白そう・つまらなさそう」「好き・嫌い」といった感情が生まれるわけです。

ここで生まれる感情が曲者《くせもの》です。皆さんは、好きな勉強は集中できるし、好きな先生の授業は覚えられるけど嫌いな勉強は集中できない、嫌いな先生の授業は覚えられないと感じた経験はありませんか？　A10神経群で「つまらない」「嫌い」といった〝マイナスのレッテル〟を貼られた情報は、次の第三段階の「前頭葉」の機能（理解・判断、思考、発想、記憶を司る）が十分働かなくなってしまうのです。そして、マイナスの感情は、脳の連動、深い思考を阻んでしまいます。

このため、「報酬神経群」を動かし、何事にも興味を持つことが大事なのです。それによって潜在能力の発想が大きく進化し、記憶に深く刻まれ、独自の思考、そして「こころ」が生じてきます。これが第四段階です。

ここに至ると、独創的な発想や神業《かみわざ》と呼ばれる技術、高い理性など、脳がこころの働きを伴うより高次元の働きに入り、潜在能力が高まります。ここまでの四段階は一つの連合体として機能しているため、私は〈ダイナミック・センターコア〉と名付けました。

実は自分を守りたいという本能もここでの高度な心理に由来すると考えられます。まとめるならばダイナミック・センターコアは、プラスにもマイナスにも働く。潜在能力を発揮するには自らの工夫で、これをフルに機能させる必要があるということです。そのために桁外れの目標を立てて、それを実現するために全力投球をすることが大事なのです。

患者さんから聞いた不思議な話

脳低温療法によって死の淵《ふち》から生還した患者さんから聞いた興味深い話を一つ紹介します。潜在能力とは直接的な関係はないと思いますが、人間の計り知れなさを象徴するような不思議な話です。

私たちは死んだら三途《さんず》の川を渡ると聞いています。だから、天国や地獄というのは川を渡った向こう側にあるのだろうと私は思っていました。ところが、心停止状態から助かった患者さんが「いや、先生、それは違います」と言うのです。その方はこう言いました。

「空に大きな穴が開いていて、そこを抜けると天国に行けると思って昇って行ったら、大きな魚に体当たりされて帰ってきました」

臨死体験についていろいろな話を聞きますが、大きな魚に体当たりされたから帰ってきたというのは初めて聞きました。

誰も想像したことがない意外な話だったので、医局の中で、これは科学なのかなんなのかと討議をしたこともあります。

大きな魚というのが何かの象徴なのか全くわからないのですが、いくら科学が発達しても、人間にはわからないことがたくさんあるということでしょう。

生命の危機に瀕《ひん》した患者さんたちと触れ合っていると、命について、患者さんから教わることもたくさんあります。

第2部

潜在能力を引き出す「言葉」と「運動」の力

1 脳の仕組みを理解する

◉勝負に勝つための脳をつくる

一流のプロスポーツ選手やオリンピアンといった人たちは、日々、人一倍過酷なトレーニングを積み、実力を高めています。しかし、勝負の場において、その力がいつも必ず十全に発揮できるとは限りません。本来具《そな》えているはずの実力を全く発揮できないまま敗れてしまうこともしばしばあります。

極度の緊張から体が動かなくなる、ここぞ、というときに注意力が散漫になる、接戦に弱い、相手の勢いを止められないまま諦めてしまうなど、負けパターンにはいろいろありますが、脳科学の立場からいえば、勝てない選手というのは、これらの負けパターンを克服するための脳の仕組みを知らないのです。

第1部で、人間の脳には自己保存の本能というものがあるという話をしてきました。これは、「現状維持を求めるこころ」と言い換えていいでしょう。特に前述した脳の特別な仕組みの第三段階で、脳が挑戦することで得られる報酬よりも失敗への恐怖などに支配されると、脳は挑戦しようとしなくなり、文字通り「現状維持は衰退の始まり」という状態に陥っていきます。

勝負に勝つためには、この自己保存の本能を克服することが必要です。私はそれを〝勝負脳〟と名付け、『〈勝負脳〉の鍛え方』(講談社現代新書)という本にまとめました。その後、この本を読んだコーチや選手から指導やアドバイスを求められる機会が増えてきました。競泳男子日本代表をはじめ、請われて様々な競技のトップアスリートの指導をさせてもらうようになりました。

私は脳科学の知見に基づき、潜在能力を発揮するために必要な体の使い方や言葉のかけ方、意識の持ち方などを教えました。その結果、オリンピックをはじめとする国際大会でメダルを獲得したり、自己記録を更新する選手が続出しました。

第2部では、私が彼らに行った指導やアドバイスを紹介しながら、潜在能力を鍛えて発揮していくための方法について述べていきます。

それはアスリートに限らず、普通の人々にも応用できることが多いので、ぜひ参考にしていただきたいと思います。


スポーツといえば、なんといってもロサンゼルス・ドジャースに入って大活躍している大谷翔平選手の話から始めることにします。

どうして、あんなにたくさん、ホームランやヒットが打てるのでしょうか？　それは、驚きの科学を駆使しているからです。多くの人は、速いスピードでバットを振っているからだと思われていますが、ちゃんと理論的なスイングを組み立てています。普通バットを振ると後半にスイングが最も速くなります。ところが最近、左頁の図のAとBのように同じ高さの台から、ボールを転がすとまっすぐにボールが落ちる、Aからの台よりも、少し、斜めに落ちるBからのボールを落としたほうが、早く、遠くまでボールが転がっていくことが、わかってきました。その理由はわかりますか？

そうです、ボールの初速がBの方が速いからです。どうして、そんなことができるのでしょうか？

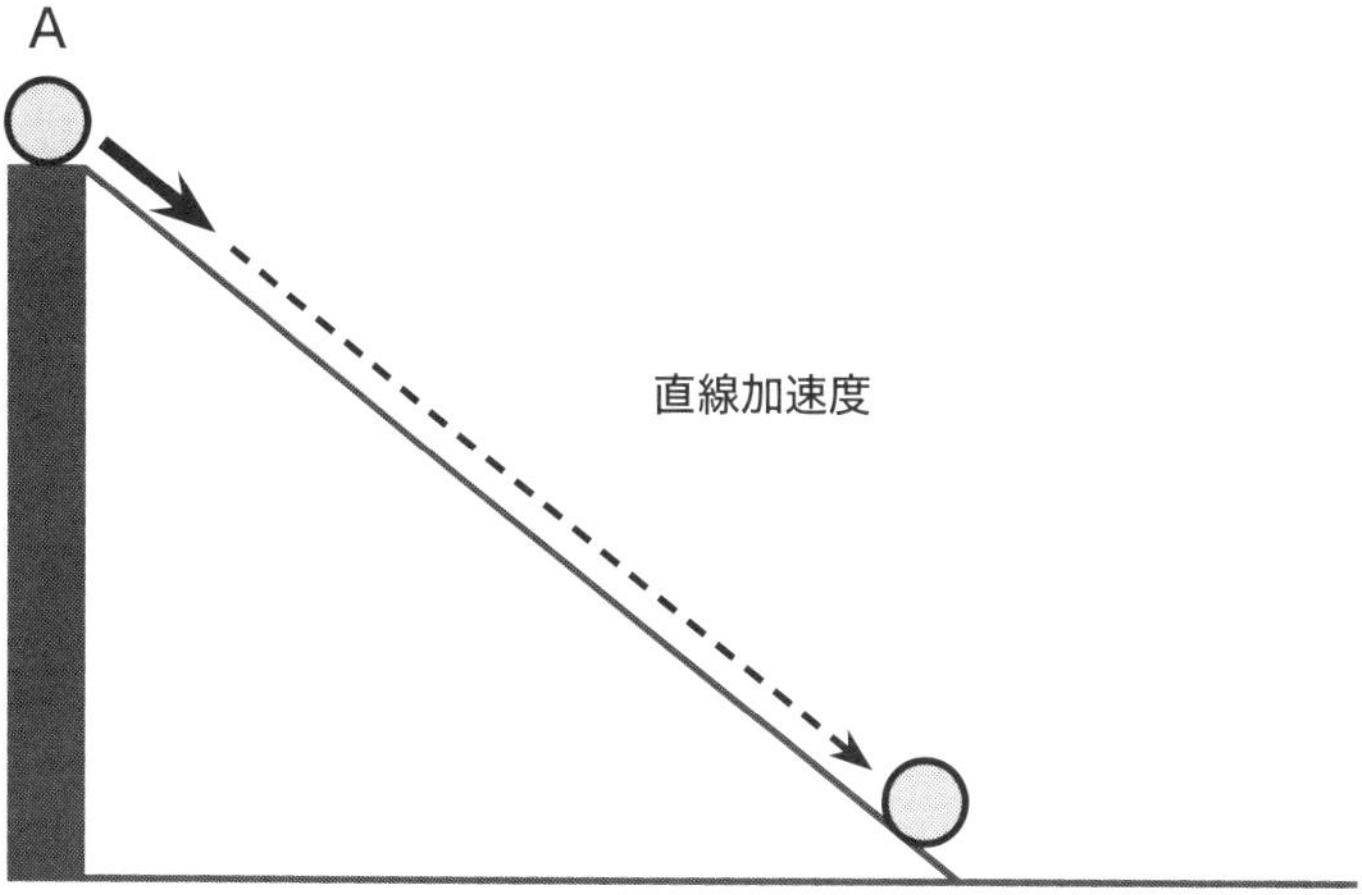
A
直線加速度

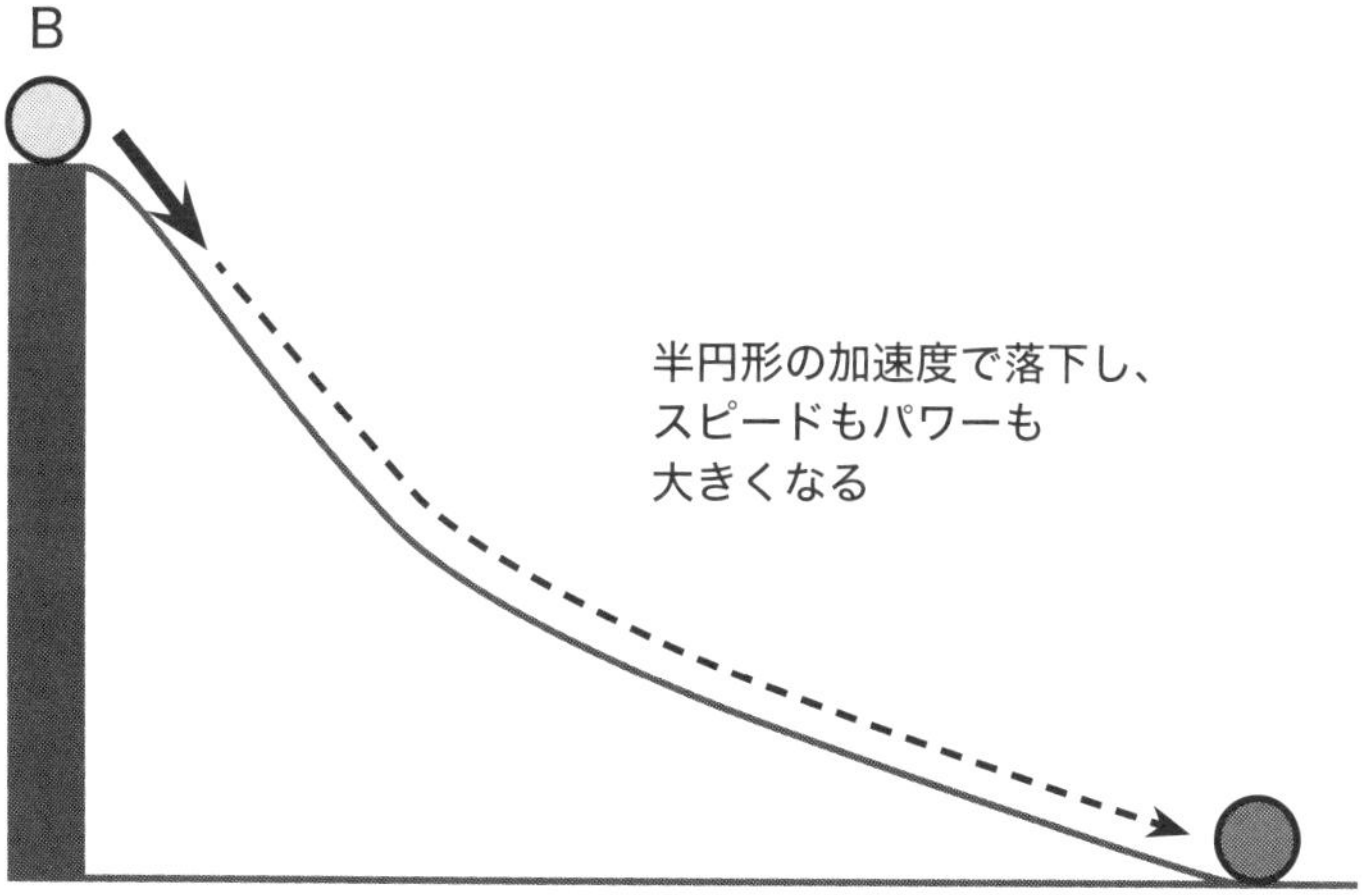
B
半円形の加速度で落下し、
スピードもパワーも
大きくなる

腰を切る身切りのスイング

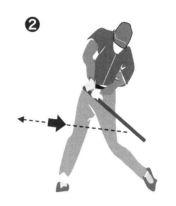

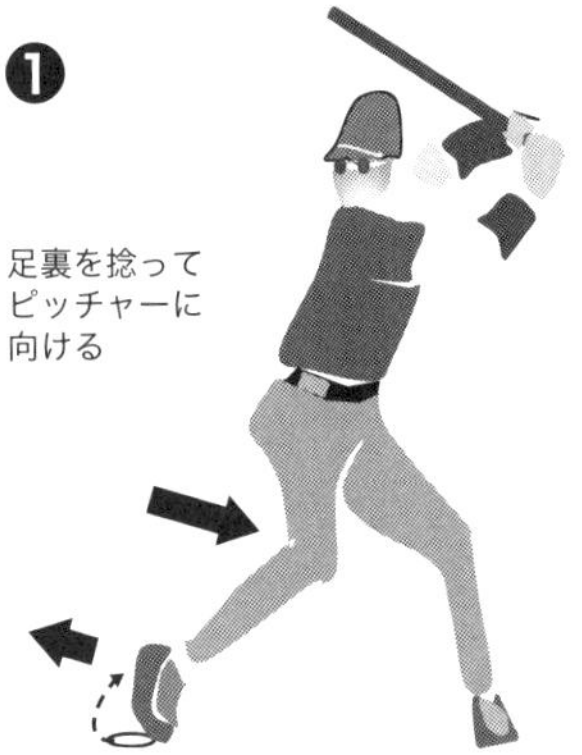

足の裏を捻じることで、右膝をスイングと逆方向に向け、腰を切るスイングを生み出している

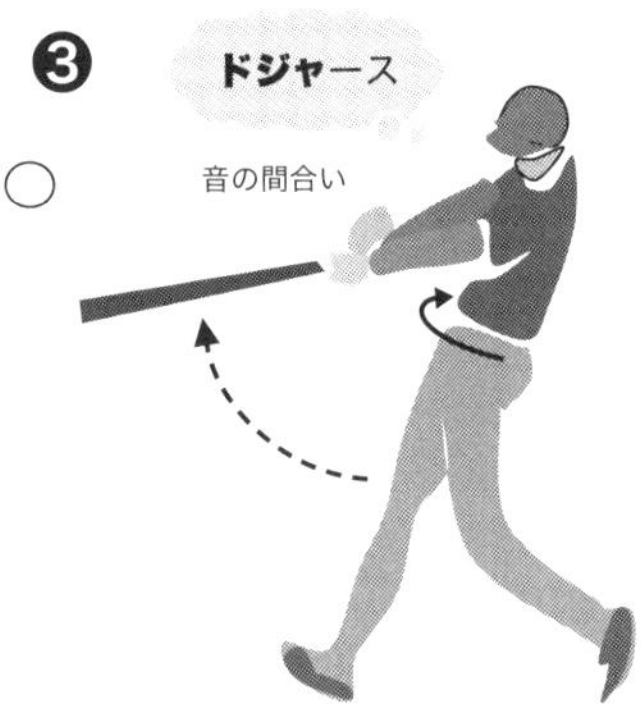

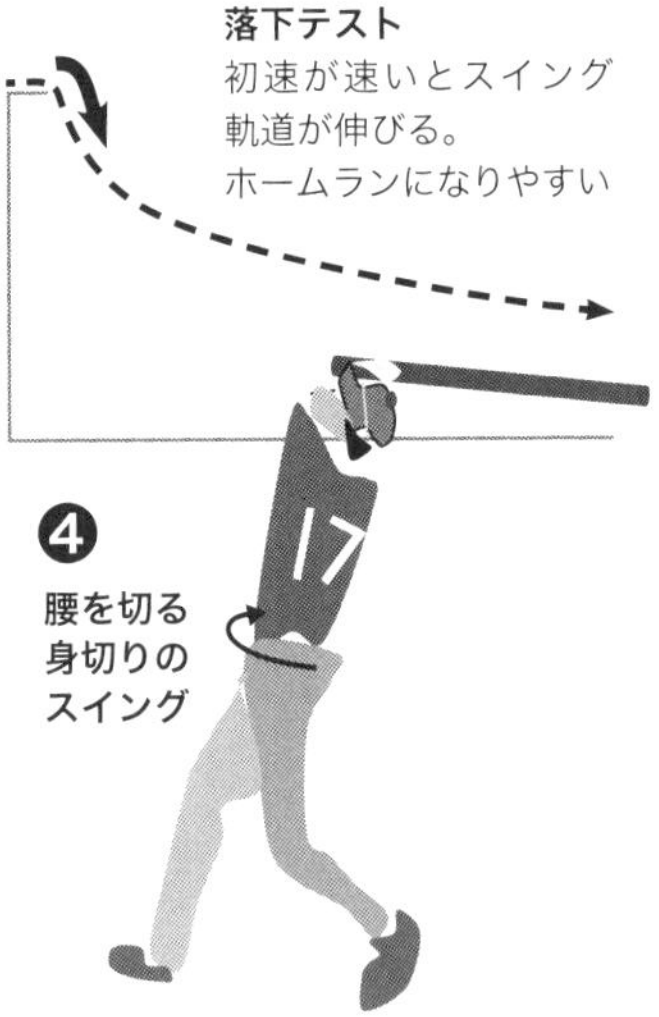

バットは右膝方向へ振るので、スイングは膝の動きと逆になってスイング速度を落とす。このため、スイングは、腰を切る「身切り」のスイングに切り替わる

はじめに、バットを振る反対方向に右膝を入れて、ボールを打ちにくくしています。このように最初に構えてバットの初速が速くなって、腰でボールを打つことになるからです。右頁はそのスイング過程を図解していますが、体軸が前に動かないので、最後に、ホームランを打ちやすい、大谷選手独特の腰で切る「身切り」のスイングになっています。これまでの腕力でボールを打つ「明治の大砲」と言われてきたスイングに似ていますが、腕力ではなく、腰でボールを打っているのです。このため、腰でボールを打つ「腰切る、身切り」のスイングは半楕円形《はんだえんけい》の高速スイングとなるのです（大谷選手のスイングについては百四頁〜でも詳述）。実は、ゴルフ界でも、「腰切る、身切り」のスイングが始まっており、スコットランドの飛ばし屋ローリー・マッキロイ選手のスイングを紹介します。

ローリー・マッキロイ選手は、スイングが流れないように、クラブを握るグリップから工夫をしています。小指側の指でクラブを握り、左肘が体にピッタリくっつくようにして、腰を切るようなスイングを心がけています。このため、ボールを打った後は体躯《たいく》が完全に左の腰に乗ったスイングになっています。

原理的には、大谷翔平選手のスイングと同じなのです。腰が、流れないように、左足を半分外に出し、そこから・スイング方向と逆に動かしているのも、大谷選手と同じです。

◉潜在能力と本能を引き出す魔法の言葉

次にご紹介するのは、二〇一一年開催のサッカー女子ワールドカップで日本勢初の優勝を成し遂げたなでしこジャパンです。大会に入る以前、当時の佐々木則夫《のりお》監督に「先生、頭を強くする方法はありますか」と相談を受けました。そのときに教えたのが「そうだね」という言葉です。

この「そうだね」は、お互いを肯定するポジティブな言葉で、このような言葉は相手の脳に入りやすいのです。そして、相手の脳に入るから気持ちが一体化して、その後の話も聞きやすくなります。だから「合宿などで話をするときは、必ず『そうだね』と言ってから話すといいですよ」と佐々木監督に伝えました。

これとは逆に、否定的な言葉は相手の脳に入っていきません。そして、相手の気持ちを遮断《しゃだん》してしまいます。人間は自己保存の本能で自分を守りたいので、意見が違う人とは絶対に仲良しにはなれません。

だから、否定語は使わず、意識的にポジティブな言葉を発することが大事なのです。その意味で、「そうだね」は、お互いの気持ちを結びつける魔法の言葉と言ってもいいでし

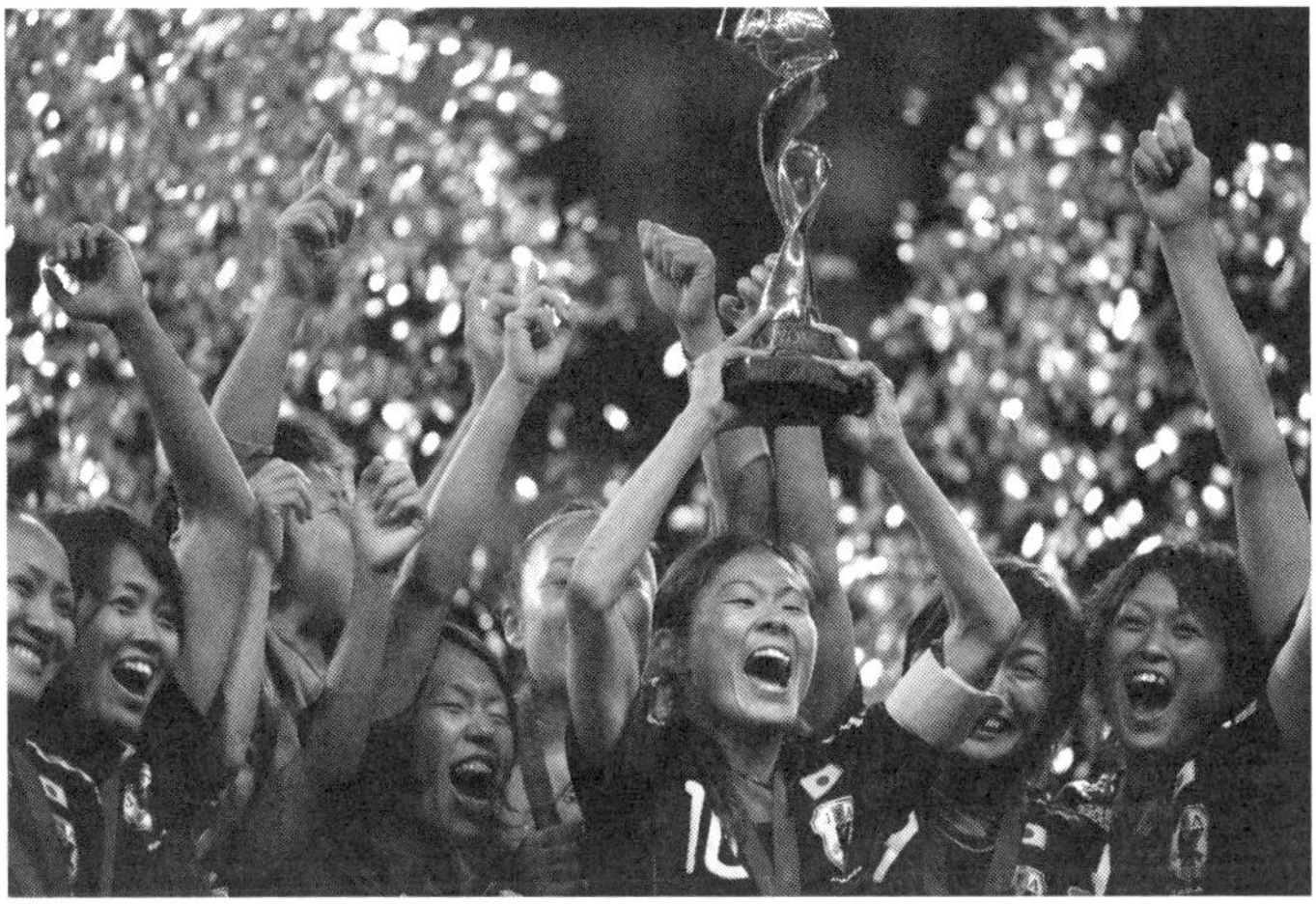

2011年7月、第6回女子W杯で米国に勝って初優勝を決め、トロフィーを手に喜ぶサッカー女子日本代表の選手たち

よう。

既にご説明したように、脳には「生きたい」「知りたい」「仲間になりたい」といった本能があります。この本能を生かす言葉が「そうだね」なのです。つまり、仲間になりたい本能とも繋《つな》がっているので、まず「そうだね」と同調してから会話を始めると、その後に何を言うかに関係なく、話す側は否定されることへの恐怖がなくなります。また、聞く側も相手の言うことに興味を持って、肯定的に受け止めるようになります。これによって、お互いの潜在能力が本能のレベルから引き出されることになるのです。

なでしこジャパンは、ボールを持ったら仲間がいないところへ迷わず蹴る、という常識破りのパス回しを生み出して相手を翻弄《ほんろう》しました。仲間のいないところにボールを蹴るというのは恐怖を伴うことでしょう。仮に相手にボールを取られたら、一気にピンチに陥るかもしれません。普通であれば、無難に仲間がいるところにボールを蹴りたいと思います。

しかし、誰もいないところに蹴れば、最初に駆けつけた人がボールをキープできます。それが味方の選手であれば、チャンスは拡大します。そして、人のいないところに蹴るというのはチームの仲間だけしか知らないので、チームメートを信頼して無人のスペースにボールを蹴り出せば、日本の選手が真っ先に駆けつけることができる可能性が高いのです。

佐々木監督が考え出した世界一のパス回しと称賛されましたが、あれはまさに「そうだね」で生まれた信頼関係がベースにあります。まさにチーム一丸になって潜在能力を発揮した結果が優勝をもたらしたのだと思います。

女子バレーボール日本代表の中田久美監督に「先生、どうやったらチームが強くなりますか?」と聞かれたときも、「『そうだね』という言葉を合言葉にしなさい」とアドバイスしました。それ以来、日本女子バレーチームはチームが一つになって強くなりました。

◉「そうだね」は自分の本能の機能を高め、相手への敬意を表す

この「そうだね」という言葉は、のちに女子カーリングチームのロコ・ソラーレの選手が競技中に使って流行語になりました。ロコ・ソラーレを指導するきっかけになったのは、吉田知那美《ちなみ》選手からもらった手紙です。吉田選手が失敗を重ねてみんなからだめ出しされたとき、私に手紙を送ってきたのです。

軽井沢合宿で初めて会ったときに、私は吉田選手に「『そうだね』と言ってからチームプレーしたらいいよ」という話をしました。そうしたら、ロコ・ソラーレはあっという間に強くなりました。「そうだね」という言葉がメンバーの合い言葉になって、チームが一丸となり、平昌《ピョンチャン》オリンピックの女子カーリングでは銅メダルを取りました。皆さんよくご存じのように、「そうだね」の北海道訛《なま》り「そだねー」は、二〇一八年の新語・流行語大賞にも選ばれました。

このように「そうだね」は、チームの潜在能力を高める魔法の言葉なのです。これを日常会話に活かすなら、「面白そうだね」「楽しそうだね」とポジティブな言葉を使いながら話すとよいでしょう。子どもに接するときも「そうだね」「そうなんだ」と言ってあげると、自分が認められたように感じて嬉しくなります。「そうだね」とか「なるほど」とい

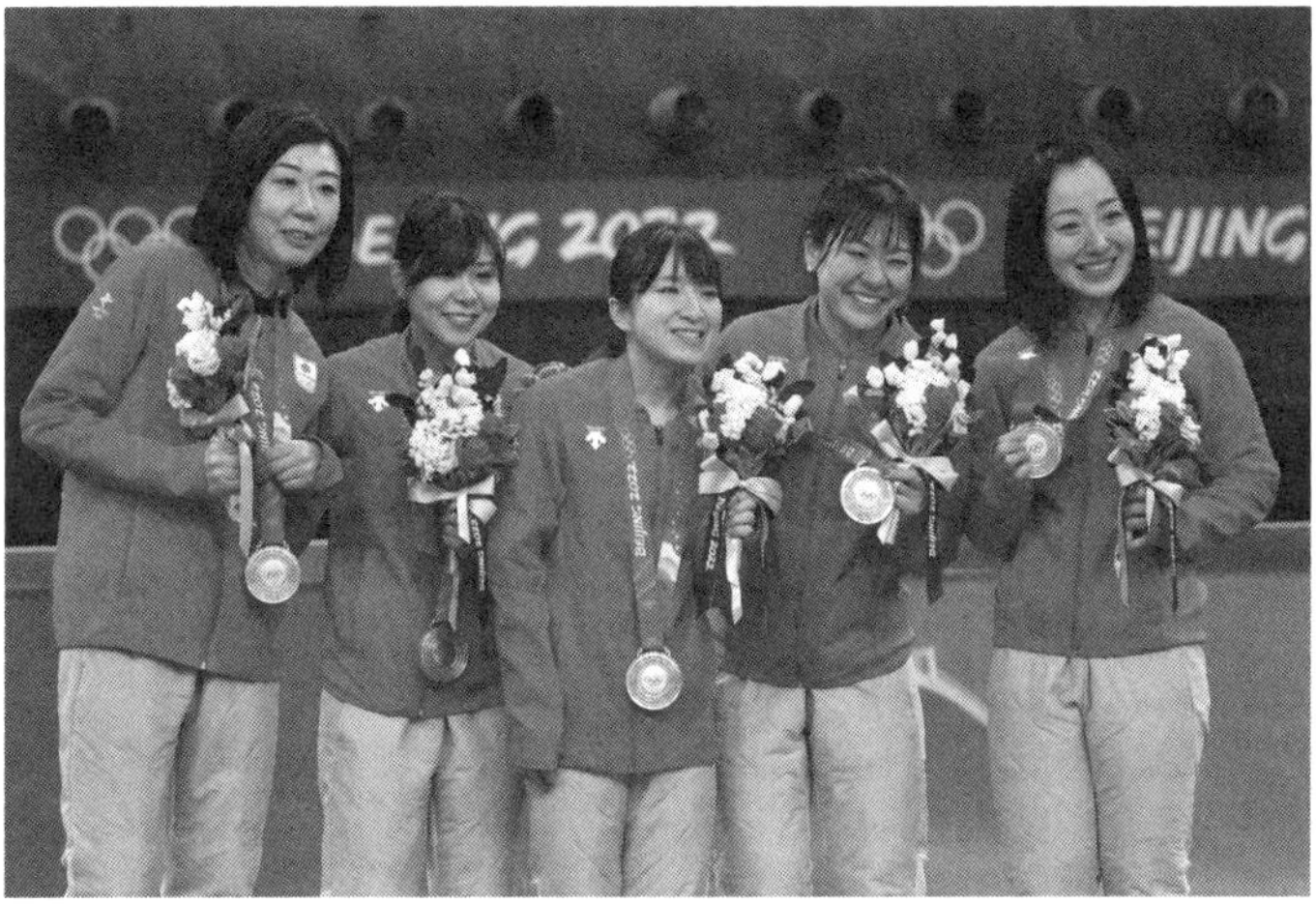
抜群のチームワーク力を発揮した女子カーリング日本代表

う言葉は、子どもを育てるときの合言葉にもなります。

もう一つ注目していただきたい脳の特徴があります。それは「同期発火」です。テレビや映画で、人が悲しんだり喜んだりしている様子を見て自分も同じような感情になったことがありませんか？　このように、自分の脳が相手の発する情報に反応してシンクロするときなどに起こる現象を「同期発火」といいます。

これを初めて教えたアスリートは競泳の北島康介選手でした。どんなに強い相手でも「自分だったら勝てる」と思えば同期発火が起きて肉薄できる可能性が高まる。逆に「勝てるかどうかわからない」と考えて闘っていたら確実に負ける。彼にはそう教えました。北島選手には、後半加速のリズムを教え、不調を脱していたのであまり心配していませんでした。

二〇二四年のパリオリンピックでは、競泳チームはあまり力を発揮できませんでした。コーチ制度が進化し、個々の選手別に異なるコーチをつけました。一見、科学的な方法と思われがちですが、仲間になりたいという人間が求める本能に反するため、監督も口出しできなくなり、日本人が弱いフィジカルに原因を求めがちになります。体はそれほど大きくなくてもアメリカのレデッキー選手は、オリンピックの競泳女子自由形でこれまでに金メダルを九個もとっています。彼女の泳ぎは、脳が疲れない4ビートのキックで、ザリガニのような姿勢で、胸の前のベストポジションで水をとらえ、軽くローリングしながら、前に突き進む、非常に美しい泳ぎ方です。競泳では、体の前胸部のどこで水をとらえるかが、センチメートル単位で区別するかが、非常に大切なのです。仲間になりたい本能に従って、全員でチームの泳ぎを検証し、理にかなった美しい泳ぎ方を発見することが望ましいのです。ときには、三秒ごとにプールに飛び込みチームメイトの背中に乗る、馬乗り大会もチームづくりや記録伸ばしに役立ちます。

「そうだね」というチームメイトの脳に入る言葉は、相手と闘う競技の場合にも効果を発揮します。馬場美香さんが卓球女子日本代表の監督だったときの話ですが、「五十三年間、中国に勝てていないんです」と言われました。それを聞いて、私は即座にこう返しました。「勝ったことがないって言ったら、もうおしまいです。逆に『きょうは中国選手団の調子が悪い。私は絶好調』って大きな声で喋《しゃべ》ってから試合に入ってください」と。

私の言葉を監督だけでなく選手も皆、きょとんとして聞いていましたが、実際に彼女らは大接戦を演じてくれました。

同じく卓球の石川佳純《かすみ》選手が現役の頃、「試合の前には相手がどれだけ強くても『きょうは自分の日だ』と思いなさい」と伝えたことがあります。それを聞いて「自分が勝つと思えば勝つんですね」と石川選手は言いました。彼女から、夜中の三時頃にオランダから電話がかかってきたこともあります。「今、何時かわかるな。夜中の三時だよ」と言ったのですが、卓球に命を懸けていてそれくらい一所懸命でした。

「勝てない」と思った選手は絶対に勝てません。人の勝負において、技術の差は確かに影響しますが、脳の働きを考えると、弱い者がいつも負けるとは限りません。相手の実力や

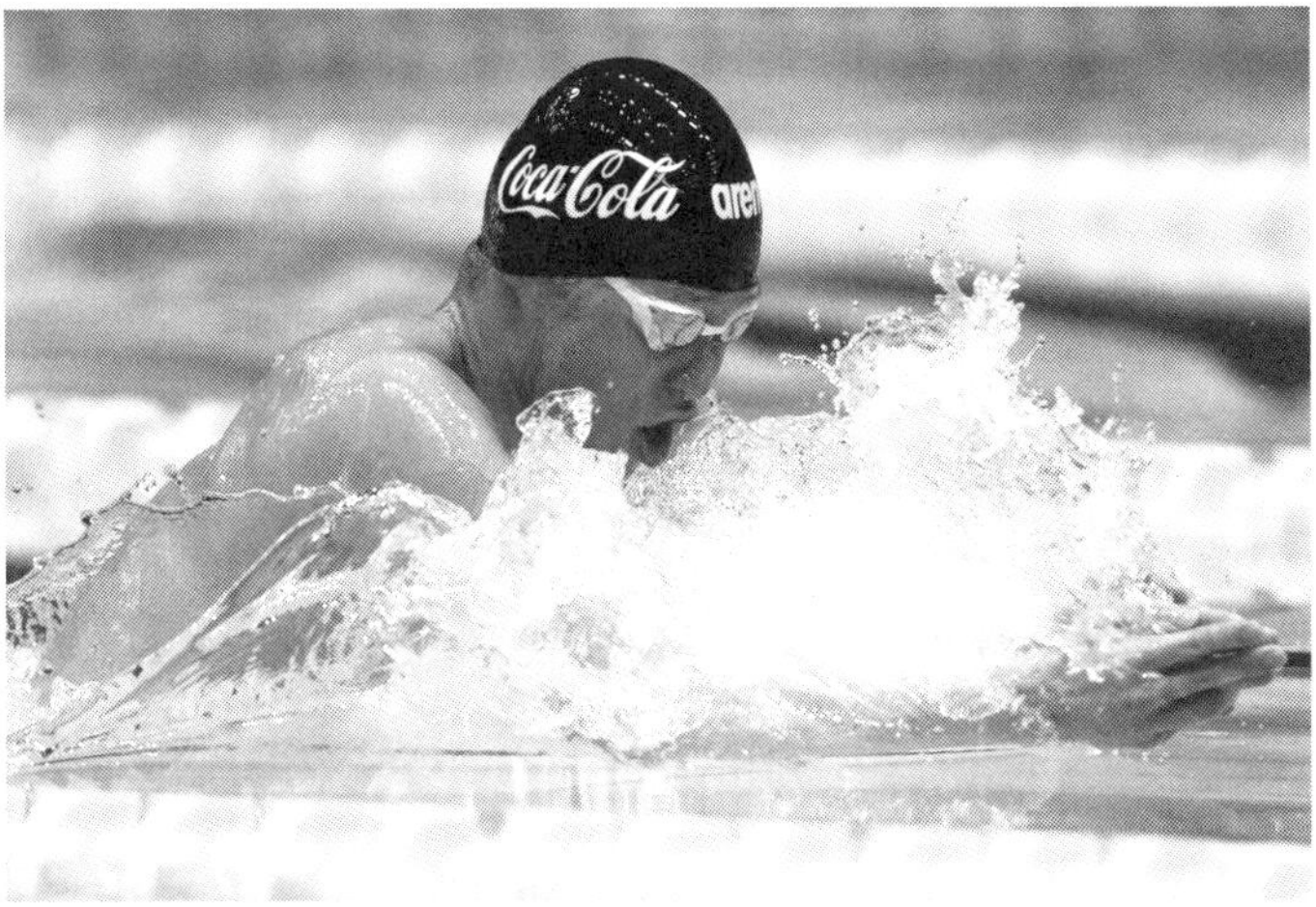

競泳男子日本代表・北島康介選手の力強い泳ぎ

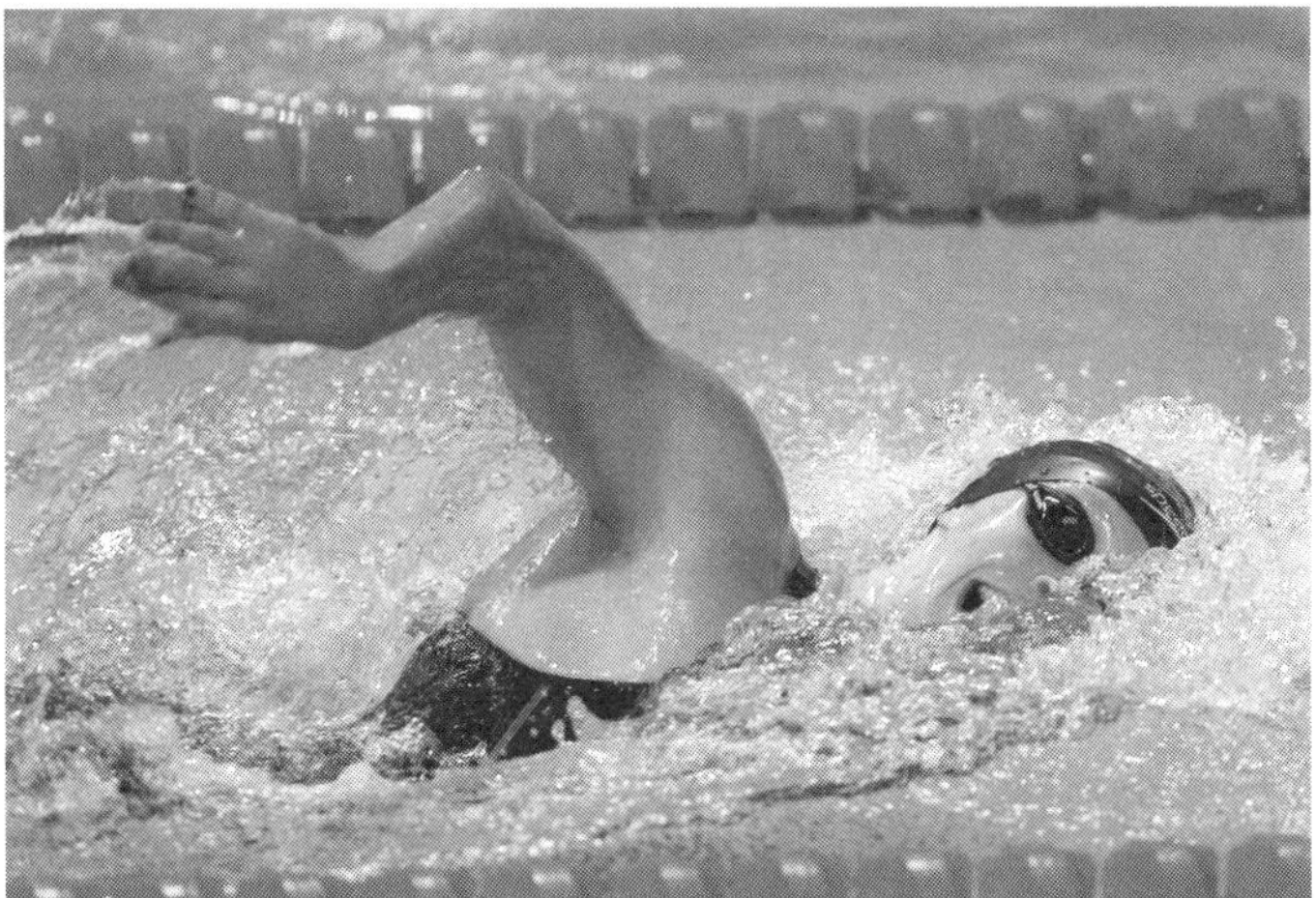

競泳女子自由型で力泳する米国のレデッキー選手

勝敗に関係なく、「きょうは自分の日」と強く思うことで潜在能力が解放され、番狂わせが起こる確率が高まるのです。

この同期発火という現象について、赤羽《あかばね》（東京都）にあるスポーツセンターで講義をしていたら、たまたまその場にいたテニスの錦織圭《にしこりけい》選手と、当時はまだ無名の大坂なおみ選手が自分の講演を聞いていました。錦織選手は帰り支度をしていたところでしたが、私が「勝負になったら、勝つと思った人が勝つんです」という話をしたところ、「面白い」と興味を抱いたようで、一番前までやってきて最後まで聞いていていました。

スポーツの試合中には、同期発火という現象がたびたび起こります。同期発火が起こると、ランクが下の選手が上の選手に引っ張られるようにして接戦を演じます。そのときに「きょうは自分の日だ！　絶対に自分が勝つ」と強く思うと、下のランクの選手が勝つことがあるのです。

◉「勝ちたい」「悔しい」と思うとうまく結果が出ない

このときに勘違いしやすいのは、いくら自分に向かって「絶対に勝つ」と言い聞かせても勝てないということです。

脳科学の観点から見ると、「勝ちたい」とか「負けると悔しい」というように人間の本能をむき出しにすると、潜在能力が弱くなってうまく結果が出ないのです。

そういうときは、「自分のゴルフを見て世界中の人があゝいうふうに打てばいいのかと参考になるショットをしよう」というような気持ちで勝負と向き合えばいいのです。大谷翔平選手があれほどの選手になったのも、自分が憧れられるような、誰からも愛されるような野球選手になりたいと思っているからでしょう。

勝つためには相手よりも気持ちを強くしないといけないのは確かなのですが、いくら自分に「絶対に勝つ」と言い聞かせても勝てるわけではないのです。似ているように思うかもしれませんが、「きょうは相手より自分の気持ちのほうが上だから自分が勝つ」と考えることが大事なのです。要するに、相手に気持ちで負けないということです。

そういう考えで勝負したら強くなると言ったら「面白い」と言ったのが錦織選手でした。彼はそれを実践するようになったら急に強くなりました。錦織選手は本当に立派な選手です。あの体力でよくやっていると思います。技術的な高さももちろんありますが、その前提となる気持ちの強さを持っています。気持ちの力というのは勝負事においては非常に大きなものなのです。

その意味で、「きょうは自分の日だ！」というのも潜在能力を引き出す合言葉になるのです。

なぜ些細《ささい》な言葉が勝負に影響するのでしょうか。脳に情報が入ると、第一段階として気持ちが動くことを四十九頁で説明しました。人はそこで空間認知能力を働かせ、直感的に物事との〝間合い〟を測るようにできています。脳科学的には、この直感を言葉で満たすことができるのです。

言うなれば、言葉とは間合いです。だからこそ、自分の間合いを正確に測るためには、脳にプラスになる言葉を使うことが重要になるのです。

◉脳の〝直感力〟を活かす

この間合いについて、ゴルフを例にもう少しお話しします。ゴルフで一番難しいのがパッティングです。プロでも一メートルほどの短い距離のパットを外してしまいます。どうして外すのか、普通の人には不思議に思えるかもしれません。これには明確な理由があります。つまり、パッティングのときには自分の身体を中心にパターが円運動をしているため、目に見えないレベルでタイミングが早すぎるとボールが右に外れ、遅いと左に外れてしまうのです。

つまり、パターでカップに向かって打つとき、パターを持つ手のグリップをカップに向けている場合、体を中心にパター面は半円形に動くので、遅れるとパター面は右に向き、遅れると左に向くのでボールはカップインしません。この何千分の一ミリの変化の間合いを読む脳の空間認知能では判断できないので、ボールがカップから外れるのです。

手を右と左に入れ替えてボールを打つクロスハンドにすると、一時的にパッティングがうまくなった気がしますが、そのうちに慣れが起きて、元の木阿弥《もくあみ》になってしまいます。

これを克服するためには、パターヘッドを正確に横に動かす技術の開発が必要です。具体的には、左親指の第二関節と体軸の脊柱《せきちゅう》を合わせてパッティングをする。とくに背中の肩甲骨の体軸基点とマッチングさせてパッティングを行うと、体軸を中心とする円運動のパターの動きになることはありません。遊びのゴルフでは、この程度でもパッティングを楽しむことができます。

しかし、パターとボールがまっすぐに接するのは一瞬です。だから、パットは難しいのです。それを直すために、私は〝直感力〟という概念を出しました。直感というのは、考えたことをイメージして画像にしているのです。パターをするときの感覚は本人にしかわかりませんが、直感の力でそれを画像化してプレーしているのです。言い換えれば、人間の感覚というのは直感によって初めて明らかになるのです。

ゴルフでパターの間合いを測るとき、一般にボールとカップまでのラインを読むという方法で行います。しかし、人間の間合いは、視覚の空間認知能力、海馬回《かいばかい》思考中枢の間合いを読む細胞、小脳虫部のバランスを判断する細胞、音の響きで間合いを測る感覚性言語中枢、それに風や芝目の向きを判断する前頭葉の細胞機能が働いて直感力として判断されます。

人間にはそのような直感力があるので、ボールをどこに打つとカップのどのあたりに来るかまでわかるのです。その直感力はたぶん正しいので、パッティングをするときには自分が直感力を使う名人だと考えればいいのですが、それでもパターがうまい人はいません。それは先に挙げたパターが円運動をしているためです。

大切なのは、カップインではなく、ボールの転がり方をイメージして打つことです。どこからどのようにカップインさせるかという目的達成までのプロセスをイメージしてパッティングするのです。ボールの転がり方をイメージして打つと、自分の体もそれに合わせて自動的に間合いを調整する動きをします。それによって自然に正しい姿勢が生まれ、パターが円運動することもなくなります。

また、この問題を解決するために、カップのフラッグの五センチから七センチ上のところを目標にして、そこをめがけて打つというやり方もあります。フラッグの真ん中を外さないように、空中パッティングをするわけです。そうすればボールはまっすぐに飛んでいきます。

パターではみんなカップに入れようとしますが、フラッグに当てようとしている人はあまりいません。昔、小平智《さとし》選手から「先生、パターはどうすればうまく入りますか」と聞かれました。「君はショットを打つのは得意だから、フラッグめがけてショット打ちしてみなさい」とアドバイスしたところ、「こんなにうまく入るとは思わなかった」と驚いていました。

次頁の図①を見てください。最近のパッティング技術は、さらに進化しています。人間の平行感覚は、耳の三半規管の水平部の傾きにとっても、ボールの転がりに影響します。目線の下縁が、三半規管の水平部と同じ位置に相当するので、この位置を傾けないでボールを見る必要があります。ここまで、体の傾きを意識している人はいないので、どうして

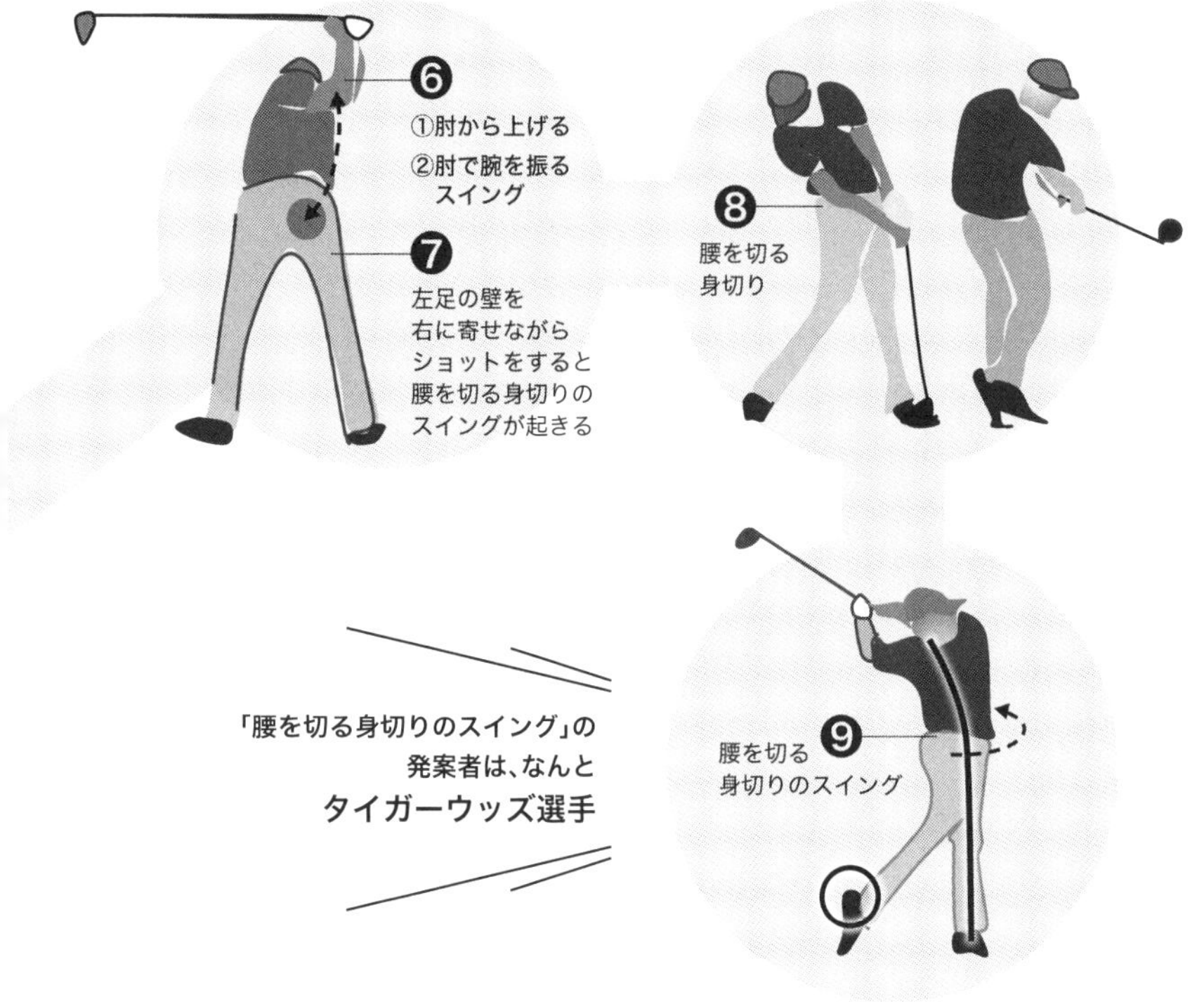

(2) 腰を切る身切りの凄技

クラブをスイングトップまで引き上げたら、図❻のように右尻を中心にクラブを振り下ろす。

このとき左の足は壁になるが、クラブを振り下ろすときに図❼のように左膝を内側に入れる。すると、腰も、スイングと逆動き方向に動いているので、図❽のように腰を切る身切り現象が起きる。

この腰を切る身切り現象は、腰を圧縮したように回るので、図❾右足の踵は、体軸の方向に向き、飛距離が一気に伸びてくる、美しいスイングが出来上がる。

腰を切る身切りのスイングができない時は右の踵が返ってくることはなく、右足の向きも不十分となるため、すぐに分かる。

ゴルフスイングの腰を切る身切りのスイング

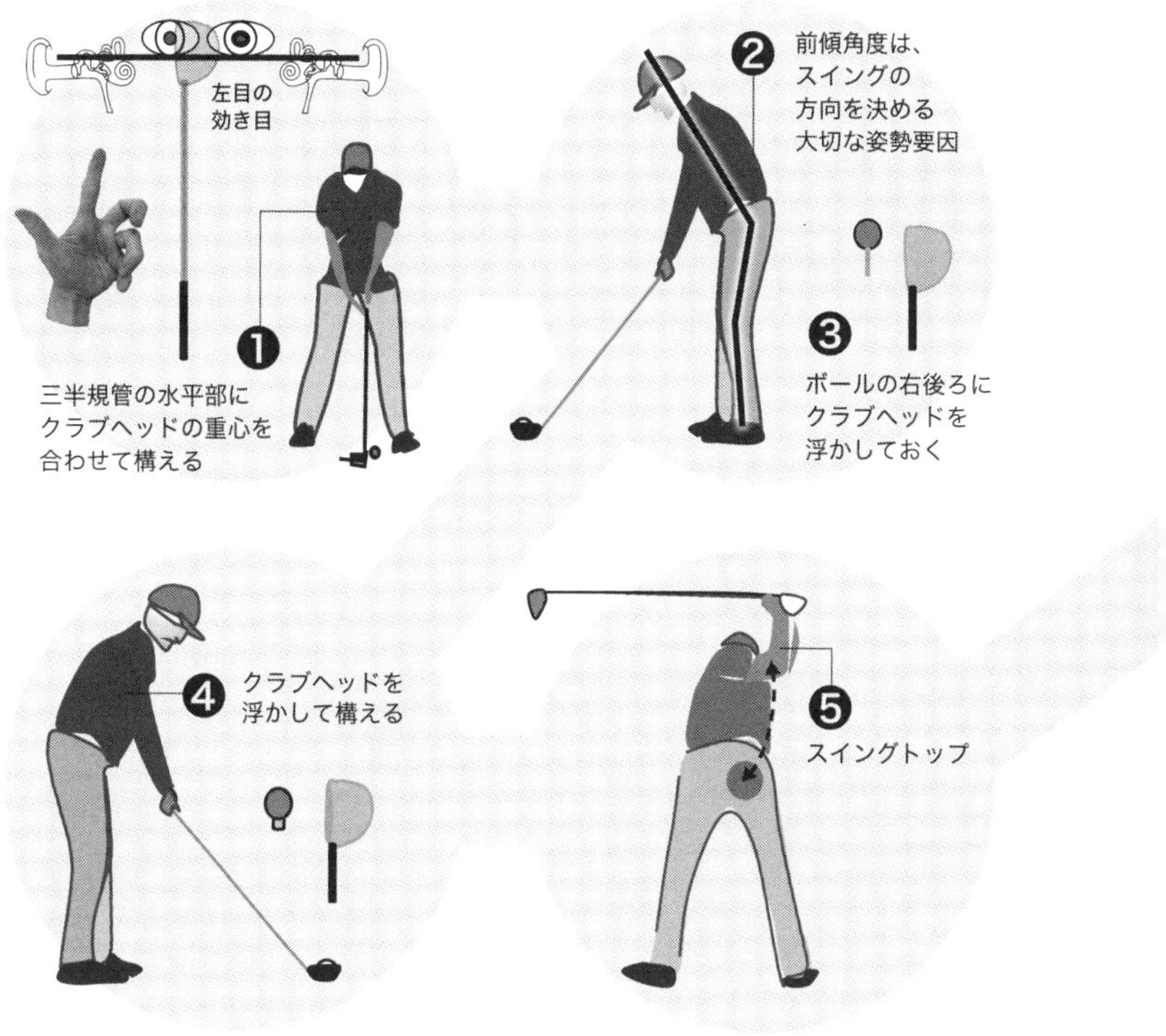
左目の
効き目
三半規管の水平部に
クラブヘッドの重心を
合わせて構える
前傾角度は、
スイングの
方向を決める
大切な姿勢要因
ボールの右後ろに
クラブヘッドを
浮かしておく
クラブヘッドを
浮かして構える
スイングトップ

(1) クラブの芯にボールをあてる

ゴルフスイングでクラブヘッドの芯でボールを打つことは、ゴルフのA、B、CのAである。

クラブを握った腕をまっすぐに伸ばし、クラブヘッドの芯を目の下縁に合わせる。次いで、腕を静かに下ろしてくると、図❷のように体の前傾角度の構えができる。このとき、クラブは下に置かないようにし、図❸のように右後ろに位置し、半分ボールに掛かるよう図❹のように、少し浮かした位置に留める。これで、右からボールを打つとクラブヘッドの心にあたる。体を少しボールの方向に向けるとより打ちやすくなる。

テークバックは両肘でクラブヘッドを持ち上げるようにしてスイングトップを作る。

カップからボールが外れたかわかりません。

右目の目線を下に傾けると、ボールは右に外すことが多くなり、左目を下にすると、ボールは左に外れやすくなります。

これらの現象は、意識の上で認識しがたく、メンタルにも影響を受けます。「負けると悔しい」とか「相手を落としてやる」といった美しくないこころでパッティングすることは本能のレベルが高まらないので、パッティングも上達しません。

注意点として、三半規管の水平部がもともと著者のように右に傾いている人がいます。この原理に従って、自分で微調整すると、パッティングが急によく入るようになります。ひょっとすると、多くの人のパッティングが上達しない原因はここにあるのかもしれません。メガネのフレームの左右差が自然に起きる場合は、要注意です。

私ははじめ、メガネのフレームが、いつの間にか、右側が低く、左側が高くなっていることに気がつき、体の平衡感覚の才能に変化が起きているのではないかと、疑問を持ちました。これは、目線によってパッティングに影響するからです。何度か実験を繰り返すうちに、明らかにスライス目になっていた。そのため、ボールをまっすぐに打ったつもりでも、右にキレやすく、目線を水平になるように意識して、ボールをパッティングすると、明らかに、スライス目が治り、面白いようにカップに入るようになりました。今度は、右側の耳を高く、フック目でパッティングしてみると、ボールは左にキレやすくなります。今度はラインを変えて、スライスラインとフックラインに変えて、スライス目とフック目に分けて実験を行ってみると、スライスとフックラインの原理にマッチングし、面白いようにボールがカップに入るようになりました。

まさに、運を決める潜在能力の応用でもあります。左右の三半規管の水平部を水平にし、左右の目線を水平にする必要があります。一般に自分の目が傾いているのを自覚できないので、ゴルフのパッティングは思っている以上に難しいのです。

これまで、カップの前に、二本のティーを立ててゲートを作り、カップインの練習が行われていますが、目線が傾くだけで意味が違ってくるので、あまり有効な練習にならないと考えられます。パッティングは、皆さんが考えている以上に難しいのです。

◉「ゴール」を意識すると潜在能力が途端に消える

一方で、潜在能力には不思議な弱点があることも知っておかなくてはなりません。その一つが、〝ゴール〟や〝終わり〟を意識すると途端に消えてしまうということです。

競泳日本代表の国内選考会を見に行ったとき、気になったのは、どの選手も残り十メートルまでは世界新記録や日本新記録より体半分くらい前に出ているのに、十メートルを切ると明らかにスピードが落ちていることでした。それは選手がゴールを意識するからです。北島康介選手にも「あそこがゴールだと思って泳いでいるだろう？」と聞いたら、そうだと言いました。その気づきをもとに伝えていたのが「ゴールをゴールと思うな」ということです。

終わりを意識した瞬間、それまで脳と運動系の神経回路をフル稼働させていた能力が引っ込んでしまうのです。同時に、脳が勝手にゴールまでの間合いを測って腕の動きをコントロールし始めます。ここがゴールだという気持ちがこころのどこかにあることによって、潜在能力の間合いが狂って遅れてしまうのです。

これは理屈ではありません。脳が勝手に間合いを測る反応をしてしまうということです。そのため、どんなに凄《すご》い潜在能力のある選手でも、ゴールの前では普通の選手になってしまうわけです。

「ゴールをゴールと思うな」という私の言葉に対して、すぐに選手から「突き指してでも壁の向こうをゴールと思うんですか」という質問がありました。もちろん、そんなことはありません。突き指をすれば後の泳ぎに支障が出ます。では、どうすればいいのか。ここで「仲間になりたい」という脳の美しい本能を使うのです。

「命懸けの勝負の最後は、水と仲間になり、一体化して泳ぐ。自分が最も格好よくゴールするための最後の見せ場だから、『マイゾーン』と思ってゴールの美学を追求して泳いでください」と私は助言しました。これが北京オリンピックでの競泳チームの活躍に繋がったことを私は疑っていません。

◉脳が最も疲れないリズム

この代表合宿のときには、背中の左右肩甲骨に位置する体軸を起点に意識して泳ぐことや、脳が疲れない四拍子＋シンコペーションのリズムで泳ぐことなども伝えました。

脳は無意識のうちに勝手にいろいろな反応をします。ゴールを意識すると間合いを測って腕の動きをコントロールするというのも、その一つです。これらの動きは、意識して食い止めなくてはいけません。

そのためには四拍子のリズムで泳ぐことです。こうすると潜在能力の癖が生まれないのです。というのは、四拍子のリズムは脳の働きに連動しているため、脳が疲れずに最も機能するからです。これは水泳に限ったことではありません。マラソンなどでも外国の一流選手はみんな四拍子のリズムで走っています。陸上短距離のウサイン・ボルト選手もそうですし、日本の桐生祥秀《きりゅうよしひで》選手も四拍子のリズムにしてすぐに日本記録を出しました。

人間の脳はいつも活動しています。その脳が最も疲れないリズムとは一秒間に四〜八サイクルのリズムであることが確認されています。このため、「いち・にい・さん・しー」とリズムをつけて泳いだり走ったりすると、最も早くゴールできることがわかっているのです。

スピードスケートの高木美帆選手たちにも四拍子のリズムを教えました。彼女たちもオリンピックで勝ちましたが、最初は信用していなかったようです。ところが、三拍子のリズムで滑っていたのを四拍子に変えて滑り出したら、あっという間に平昌オリンピックの団体パシュートで金メダルを取りました。

北京オリンピックを前にして、私が日本の競泳陣に教えたのは、四拍子の後に半拍子の間合い、つまりシンコペーションを入れることでした。背中の体軸起点を前に動かすように「いち・にい・さん・しーイ、」と四拍子の後ろに半拍子のシンコペーションをつけて泳ぐように提案してみたのです。シンコペーションを入れると、脳が勝手に「遅れた」と判断して、体の動きを自動調整しようとします。それによって加速することができるのです。

この四拍子＋シンコペーションを活用した泳法は、北島選手が不調になっていたときに、競泳日本代表の平井伯昌《のりまさ》ヘッドコーチから「あれこれ手を尽くしたけれど北島の状態が上がらないので、なんとかしてください」と頼まれたことが発端です。話し合いの結果、「リズムを変えてみましょう」という結論に至ったのです。私の予想は見事に的中しました。

前半は四拍子のリズムで泳ぎ、後半に四拍子＋シンコペーションの加速リズムで泳ぐようにしたら、北島選手のスピードは一気に上がりました。そして、彼は後半にめっぽう強くなり、北京オリンピックでは世界新記録を更新して見事に優勝したのです。

リズムには言葉の機能も関係しています。たとえば、「わっしょい、わっしょい」と言うときも、「わっしょい、わっしょい」と後半にリズムを高めると疲れないリズムになることがわかっています。このリズムはマラソンにも使えそうです。

◉脳に「終わり」を意識させてはいけない

〝ゴール〟や〝終わり〟と同様、〝最後〟という言葉も潜在能力に蓋《ふた》をしてしまいます。

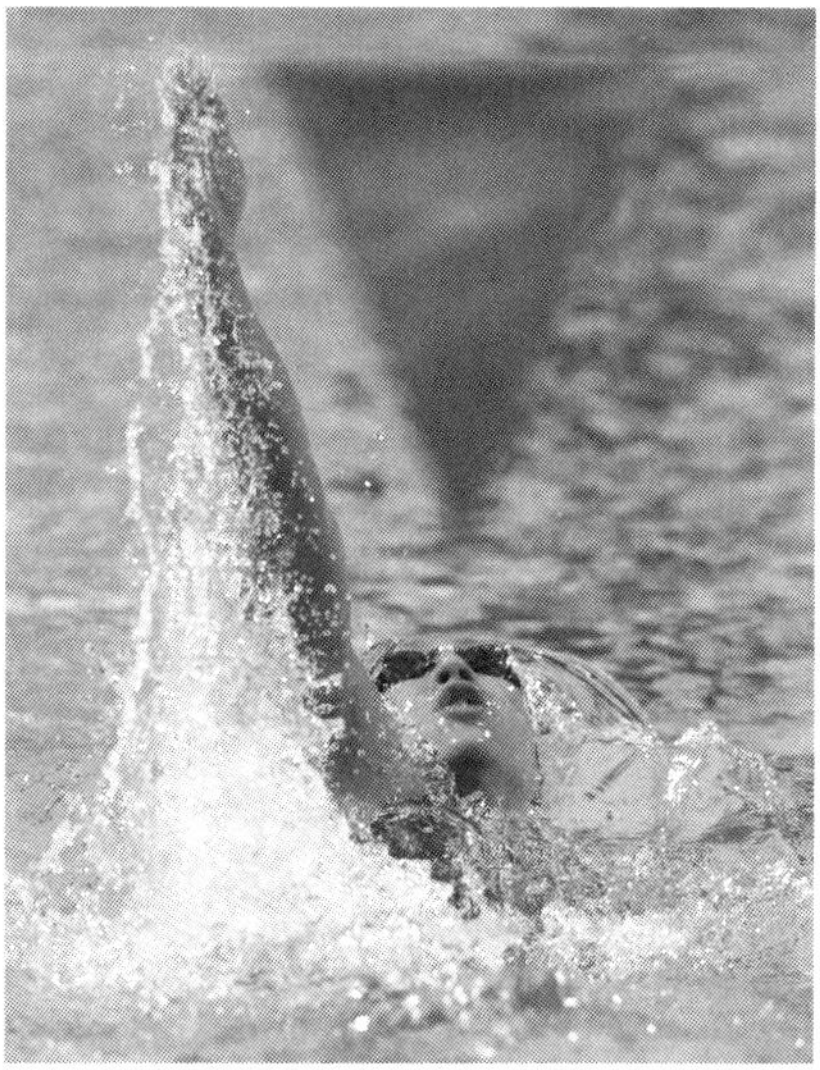

競泳女子日本代表の寺川綾選手

「最後」という言葉を使うと、なぜかスピードが落ちてしまうのです。なぜかはわからないのですが、おそらく、人間が自分を守るために潜在能力に蓋をしているのではないかと思われます。人間の脳は、終わりを感じるとそれ以上頑張れないという癖を持っているのです。

「あそこがゴールだ」「これが最後だ」と思うことによって、潜在能力の意識が勝手に間合いを図る反応をして最高の力が出せなくなるのです。だから、「これが最後だと思って泳げ」と指示をするのは間違いです。最後だと思ったら、逆に勝てなくなります。こんなところにも勝負の深い意味が潜んでいます。

競泳の寺川綾《あや》選手をご存じでしょうか。彼女は、二〇〇八年の北京オリンピックを前に引退を宣言して最後の泳ぎに臨みました。しかし、満足のいく結果を残せなかったため、引退を撤回してさらに四年間、猛練習に入りました。そして、二〇一二年のロンドンオリンピックで、見事銅メダルに輝きました。

彼女はその四年間、ゴールを意識しないでひたすら勝負だけを考えて泳ぎに没頭したのだと思います。これは、脳に終わりを意識させず、潜在能力を引き出した好例と言えるでしょう。

◉「ライバルがいるから自分が成長できる」という考え方

先に、脳には「悔しい」「勝ちたい」のような言葉を使うことで潜在能力が消えていくと言いました。これも脳の癖なのですが、これらの言葉の共通点はなんだと思いますか？それは、相手を貶《おとし》める意味が含まれている。そして、いずれも負けを意識している、ということです。

負けを少しでも意識すると、自己保存の法則から潜在能力は十分に発揮できません。ですから、競争相手は打倒すべき存在ではなくて、自分を高めてくれる大事な〝ツール〟なのだと考えることが大事です。

よく「悔しさをバネにして」と言います。「悔しがらないとだめだ」とも言いますが、脳科学的には絶対に間違っています。負けたときは「悔しい！」ではなく「自分を負かしてくれてありがとう。これで成長できる」と捉えて、「次回は壁を乗り越えてみせる」という考えを持つ。それによって、さらに潜在能力を高めることができるのです。

負けを受け止めて、負けた相手に感謝して、次は自分が上に上がっていこうと考えることが潜在能力を消さずに成長するコツと言えます。

勝者がインタビューなどで「悔しい思いがあったからここにいる」と答えるのを見聞きすることがありますが、それは脳科学的には間違っています。「あの人がいるから自分が上に行ける」という考え方のほうが遥《はる》かに強いのです。

これは仕事でも人生でも大切な心得でしょう。

●本番で負けない本能を鍛える方法

試合で負けない本能を鍛える方法があります。これは体操日本男子チームがアテネオリンピックで勝つために脳科学の面からの講演を依頼されたときに話したことです。

そのときに私は、「こころというプラットフォームを設けて、いつもこころを高めることを意識して練習し、試合ではこころを込めた美しい演技を見せることによって体操界に

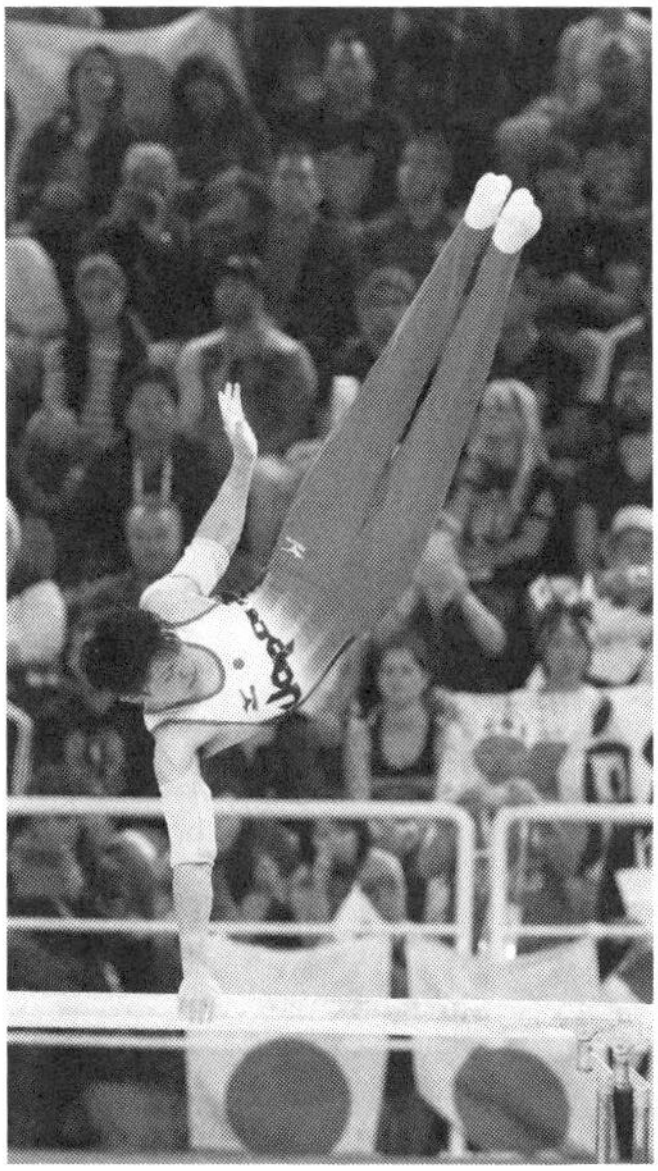

本能的に美しいと思える内村航平選手の演技

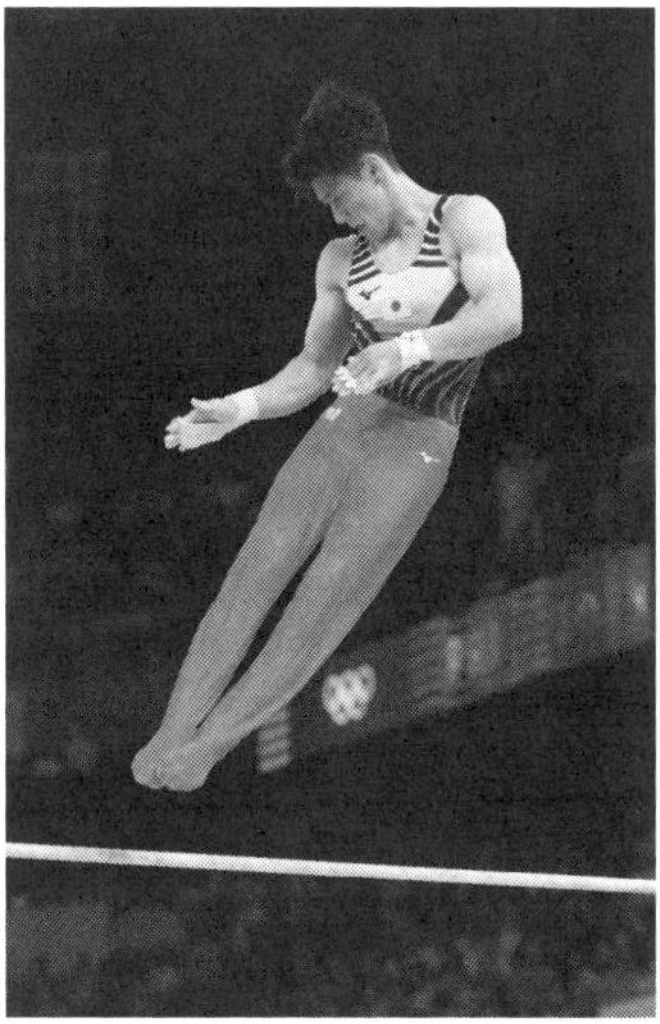

橋本大輝選手の本能まで鍛えた美しい鉄棒

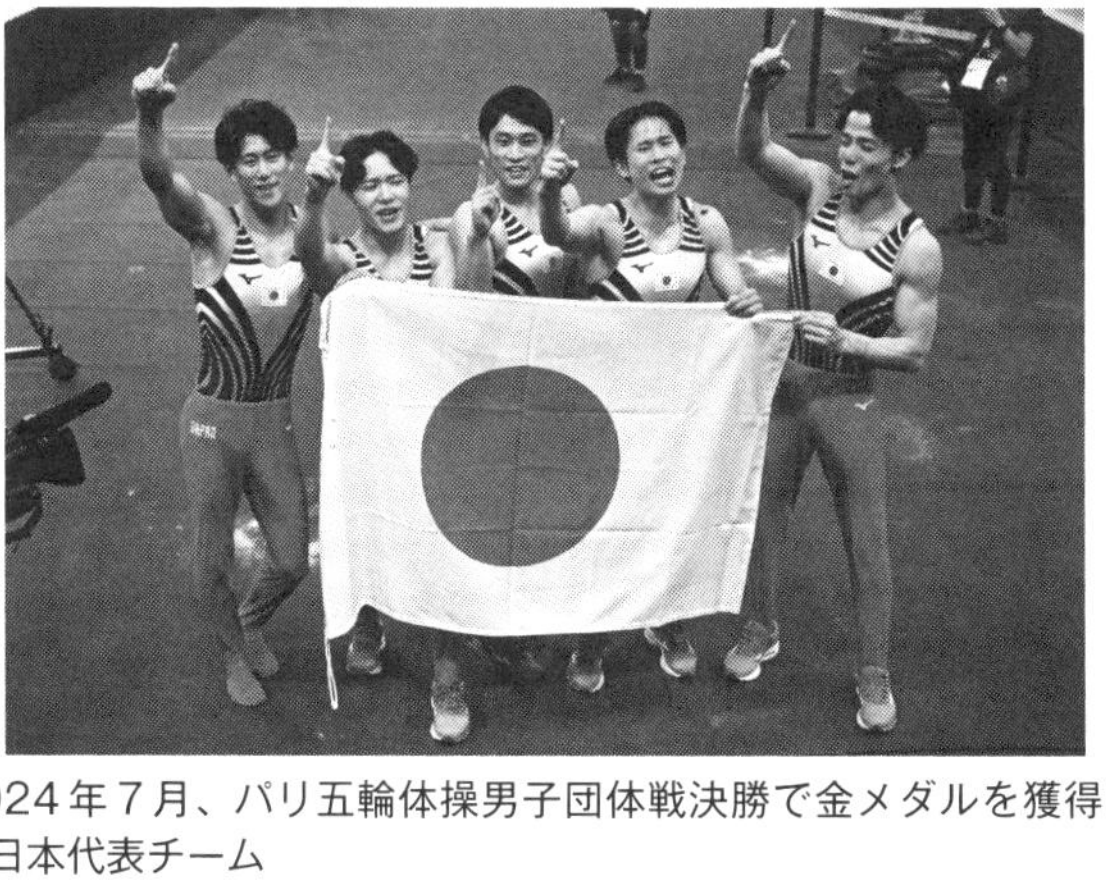

2024年7月、パリ五輪体操男子団体戦決勝で金メダルを獲得した日本代表チーム

貢献するんだと考えてみてください」という話をしました。

見る人を感動させる美しい演技は、美しいこころに通じます。美しいこころを持っていないと美しい演技はできません。そして美しいこころは、気持ちだけではなく、「負けたくない」という本能を同時にレベルアップします。

当時、このような方法を練習に取り込んでいた選手が内村航平《こうへい》選手だったと思います。中国選手が世界のトップに君臨していた頃ですが、本能まで鍛える練習を行っていた内村航平選手はやがて世界有数の選手になっていきました。

内村選手とは直接話したことがないのですが、本能まで高める練習法を編み出して自分の技を高めていた選手として記憶に残っています。この練習法をこれからの時代を背負って立つ若い子どもたちにぜひ教えてあげたいのです。

人間には「負けたくない」という本能があります。それを単に自分のために向けているだけではなかなか勝てないのですが、「誰かのために」という方向に向けることによって勝負に強くなれるのです。この「誰かのために」という気持ちを持つために、こころを高め、美しく磨き上げることが求められるのです。

これは精神論ではなく、脳科学の差し示している事実です。こころのプラットフォームを常に進化させていると、本能までレベルアップして、勝負で無類の力を発揮することができるのです。

パリオリンピックでは、日本体操男子チームが大逆転をし、日本中を沸かせました。

このような脳科学を駆使した日本人選手がオリンピックをはじめとする世界の舞台で大活躍する時代はすぐそこまで来ていると私は確信しています。

2 美しい姿勢が潜在能力を引き出す

◉あらゆる運動の能力を高める前脛骨筋の強化

ここからは潜在能力を発揮するために、どういう体の使い方をすればいいのかということをお話ししましょう。

第一に必要なのが、バランスのとれた姿勢をつくるということです。

今、アメリカでロルフィングという運動が流行っています。『ゆるめてリセット　ロルフィング教室』（祥伝社）の著者である安田登氏によると、ロルフィングは、「解剖学と生理学」をベースとして「創立者アイダ・ロルフ博士の独創的なアイディアや東洋的な思想」を組み入れたもので、「ロルフィングの施術者（ロルファー）がマッサージのように手技を使って、緊張している筋膜や癒着している筋膜を緩めるというものです。そこから派生して様々なエクササイズが生まれ、アメリカではプロスポーツ選手や音楽家や役者などの体や頭を使う人たちに人気になっているそうです。

要するに、固くなった筋肉をほぐして楽に動ける体をつくることがロルフィングの目的なのですが、言い換えれば、それはバランスの崩れた体軸をまっすぐに整えるということです。その方法として、ロルフィングでは手技などによって緊張している筋肉を緩めるというアプローチをするわけです。

しっかりした体軸をつくるために大事なのは、脚の脛《すね》の前方にある前脛骨筋《ぜんけいこつきん》を鍛えて坐《ざ》骨《こつ》まわりの筋肉を緩めることです。それによって体軸が安定すると、高い運動能力を発揮できるようになります。すなわち、潜在能力を発揮する条件が整うのです。

この足の前脛骨筋が重要な競技にスキーがあります。硬いバーンを滑る競技スキーでは、スキーのサイドカーブに乗ってズレの少ない滑りが求められます。一方、深雪では、この前脛骨筋を使ってスキーの前半部を吊り上げて滑る必要があります。私が指導していた湯浅直樹選手は、前脛骨筋を鍛えることでスキーの外側のエッジに乗って滑ることができるようになり、オリンピックの日本代表選手にまで成長しました。

私はスキーが得意で、昔の映像を見るとプロが滑るような綺麗なフォームでした。足首に力があったので、バランスよくスキーのエッジに乗れました。エッジに乗った状態で斜面を曲がっていたので直滑降と同じぐらいの速さで滑れたのです。

周りの人は「どうして直滑降で滑っても追いつかないいんだろう」と首をひねっていましたが、その理由は前脛骨筋にありました。前脛骨筋を鍛えると、足首が強くなります。そのため、カーブに差し掛かっても足首がずれることなくターンできるのです。この前脛骨筋の強化は、スキーだけでなく、あらゆる運動の能力をアップさせます。

◉足首の上下（前後）運動を一日に十回続ける

前脛骨筋の鍛え方はいたって簡単です。椅子に腰かけたままでも寝たままでも構いませんから、足首を上下（前後）に動かせばいいのです。私は今、朝起きたときに寝たまま足首を十回ぐらい動かしています。それだけで前脛骨筋を鍛えることができます。

私は小さいときから相撲が強くて、中学時代にはクラスの男子全員を投げ飛ばしていました。これも足首が強くてスピードが速かったからで、面白いように技がかかりました。同じ理由でスキーもあっという間に上級者になったのです。

前脛骨筋の強化は、スポーツ全般に効果的です。足首を鍛えたバランスのとれた体軸姿勢は、あらゆるスポーツの原点です。まず足首を鍛え、次に体幹を鍛えると、ゴルフでもすぐにうまくなります。

スポーツに限りません。お年寄りが歩けなくなるというのも、前脛骨筋が弱くなっているからです。私はここ数年、立て続けに病気にかかりました。リハビリのために病院へ行きましたが、最初はまっすぐ歩けませんでした。

リハビリ担当の先生に聞くと、「お尻の筋肉が落ちているからです」と言われました。前脛骨筋の話は全く出てきませんでしたが、自分で前脛骨筋を鍛えるようにしたら、やがて元通りに歩けるようになりました。リハビリの先生も前脛骨筋の働きを知らなかったのです。

臀筋《でんきん》（お尻の筋肉）が落ちると体軸がぶれるため安定しないのは確かです。そのため、臀筋を鍛えることも大事です。しかし、歩行について言えば、前脛骨筋を鍛えることが最も重要です。私はスキーをやっていましたから、すぐにそこに気づきました。前脛骨筋を鍛えないと足首が安定しないので、ふらついてまっすぐに歩けないのです。

ですから、潜在能力を出するために一番大切なのは、前脛骨筋を鍛えて足首をしっかり固めることです。それをもとにバランスのとれた美しい姿勢を保つと、それだけでも抜群の運動神経になります。走る姿勢にしても、体軸を足の前脛骨筋で蹴り上げるようにすると、体が前に飛び出るダイナミックな走法になります。

その第一歩は足首の運動です。足首の上下（前後）運動を一日に十回でもいいので続けてみてください。

◉美しい姿勢づくりに欠かせないもの

美しい姿勢づくりをするためには、水平目線と足裏感覚をしっかり保つことも欠かせません。

水平目線というのは、対象との間合いを正確に測るために必要です。イチロー選手がバッターボックスで腕を伸ばしてバットを立てていた姿を覚えている方は多いと思います。あれは体軸と立てたバットを合わせ、バットを握った小指の外側のラインと背中の軸を合わせて、グリップエンドを見て目線が水平になるように測って構えを決めているのです。

水平目線にするとボールの軸が目線とずれないので、よく見えるのだと思います。実際に、打てないときには目線が水平ではなく、傾いていました。

私は、歩くときには目線はいつも水平に保つようにしています。それによって体軸がまっすぐになりますから、姿勢のバランスが良くなり、長い時間歩いても疲れにくくなります。

目線を傾けるということは、傾いてものを見ているわけですから、間合いが正確ではなくなります。猫背になったり、逆に反り返ったりするので、バランスも悪くなってしまいます。したがって、目線を水平にして歩くというのは、歩行のときの基本姿勢として身につけたほうがいいと思います。

傾く癖がある人はたくさんいます。それは、そもそも人間の左右の目の位置がずれているからです。そのため、目線を水平にしようと思えば、意識してやらなくてはいけません。

その簡単なやり方ですが、イチロー選手のバットの代わりに、腕を伸ばしてボールペンや親指などをまっすぐに立てて体軸と合わせ、小指の外側のラインと背中の軸を合わせれば水平になっているかどうかが確認できます。

◉足裏の中心に重心がかかるよう意識して立つ

次の足裏感覚というのは、まっすぐ立っているかどうかということです。立ったときに足裏の感覚がずれていると体軸が傾いてしまいます。これは足の裏がまっすぐ床についていないということです。

足の裏も普通に生活しているうちに歪《ゆが》んできます。外側に歪むとO脚になり、内側に歪むとX脚になります。その歪みは感覚として自覚できるので、それを足裏感覚と呼ぶわけです。

この足裏感覚を整えるには、足の裏の中心に重心がかかるように意識して立つことです。そうすれば体はまっすぐになります。つま先に重心がかかれば前のめりになるし、踵だと反り返ったような歩き方になります。

自分がどういう歩き方になっているかを考えて、どこに重心がかかっているかを意識してみてください。つま先や踵に重心がかかっているならば、中心に重心がかかるように調節してみましょう。

◉何人もがあっという間にゴルフの名人になった「体軸スイング」

スポーツにおける潜在能力を発揮するには、美しい姿勢が大切になります。美しい姿勢をつくるには、体を支えるバランスの正しい体軸が求められます。同時に、その体軸を動かす体軸起点が必要です。

体軸の起点となる場所は背中の肩甲骨の間です。そこを意識して走ったり、泳いだりすると、バランスのとれた運動をすることが可能になります。

体軸がぶれないようにするためには、坐骨周りの固くなった筋肉を緩めなくてはいけません。要するに、背骨の一番下の筋肉を緩めると、体軸が有効に使えるようになります。ぶれない体軸をつくることによって、ゴルフや野球のバッティングなどの基本姿勢である体軸スイングが可能になります。これによって正確にボールを捉えることができるようになります。

ゴルフのクラブや野球のバットを握るときは、左の小指の向きを背中の体軸に合わせるようにします。そうすると、野球であれば体軸を中心にしたバッティングになり、体の正《せい》中《ちゅう》でボールを捉えることができます。これによってボールをとらえる確率が上がるわけです。イチロー選手はその名手でした。

体軸姿勢を基本に、体の正中でボールをとらえるためにイチロー選手は次の六つの工夫をしています。

①目と足の動きの二つの間合いでバッティングをする
②水平目線
③まっすぐな体軸
④水平目線に対するボールに当てるバットの角度
⑤スイング中の手首返しで、バットにボールが当たる位置を測っている
⑥スイングのためをつくる、安定した体のバランスを保つ右足首の前脛骨筋を駆使する姿勢

イチロー選手はテークバックの位置が全くぶれていません。小指側と体軸とを同じ方向に合わせて腕から上げると「ここしかない」というところへ手が来るからです。

ゴルフでも、普通はフックグリップとかウィークグリップというように握る形にこだわ

りますが、小指の向きを体軸に合わせている人はほとんどいません。だから、テークバックのときにいろいろな位置に来てしまいます。それを見て「プロは手が違う」という言い方をしていますが、小指と背中の体軸が合っていれば、自ずとテークバックの位置は決まって来るのです。

私はこの体軸スイングを何人かのプロゴルファーに教えています。脳外科医がプロゴルファーにゴルフを教えるのはありえない話ですが、脳のことを知っているからこそ教えられることがあります。

私はゴルフをしたことがなかったのですが、やってみたらすぐにベストスコアが七十ぐらいになりました。しかし、ゴルフを始める前は、ゴルフなんてやさしいものだと思っていたのですが、実際にやってみると思った以上に難しいスポーツでした。

難しい理由は、クラブを右に振り上げてボールを左に飛ばさなくてはならないからです。このゴルフのスイングは、同一・一貫性を求める脳の本能に逆らっているのです。

それを克服するには、体軸にマッチングするように左親指と小指でグリップを絞って、左上腕内側と左肩甲骨を右に寄せるようにテークバックし、右手の肘でクラブを振り抜くようにショットする。こうすると本能に逆らわない体軸スイングになります。それを教えたら、何人もがあっという間にゴルフの名人になりました。

テークバックの位置が定まらないとボールが右に行ったり左に行ったりラフに入ったりします。それを左の小指側を背骨の体軸に合わせて腕を上げていくと、ひとりでにクラブが適切な位置に止まるのです。これは私にとって大発見でした。

◉脳の本能を見据えた松山英樹選手の神業スイング

スポーツには、ゴルフやバッティングをはじめとして同一・一貫性を好む脳の本能に逆らうものが多いため、それを配慮した腕や手の使い方が求められます。本能に逆らう行為をするとき、人間は本質的に力を出せません。それを知らないまま続けてもなかなか上達しません。脳の癖を知ったうえで、それを乗り越える工夫が必要なのです。

二〇二一年のマスターズ・トーナメントを制し、二〇二四年のパリオリンピックでも銅メダルを獲得した松山英樹選手は、この本能の問題を克服するために二つの工夫をしています。

まず、スイングトップでクラブの動きを一時止め、テークバックとショットが一体にならないようにしています。そして、テークバックの体軸とショットの体軸が一つにならないように左右グリップの機能を分担して、テークバックとボールの打ち込み方向を変え、人間の本能に逆らわないゴルフスイングをつくっているのです。

テークバックとショットが一体になったままで打つと、本能の同一・一貫性に逆らうスイングになるため、松山選手はそれを分けて、スイングトップで一回動きを止めて、本能の同一・一貫性が望む方向でゴルフスイングしています。しかも、一つの軸で打つのではなく、軸を二つつくっています。

また、このとき手は必ず前に向けています。前に向けないと手が上に上がらないからです。手をまっすぐ前に向けて、小指と背骨の体軸を合わせて下顎《あご》を中心に小指側から腕を上げて、ショットは右肘で行うように振ると、後述する加速の半円運動が生まれ、飛距離も出て、正確なショットが打てるのです。

これはまさしく神業といえる一流の技で、普通の人には難しくて真似できません。彼はいろいろ考えて、そういう技を編み出したのだと思います。

◉誰でも簡単にできる美しい姿勢をつくる歩き方

最後にもう一つ、美しい姿勢をつくるための基本的な体の使い方があります。これは走ったり歩いたりするときに気をつけてもらいたいことで、誰でも簡単にできます。それが、「腕は胸を張って肩の後ろで振る」ということです。歩くときでも走るときでも、背中を意識して歩き、走るようにしてください。

腕を振るときは前に振るのではなくて、後ろで振るようにすると肩甲骨が背骨に寄ってきてしっかりとした体の軸ができあがります。そこを意識することによって美しい姿勢を保つことができるようになります。

以上のようなことが美しい姿勢をつくるために大事です。要するに体軸をまっすぐにするということです。そして、この美しい姿勢こそが潜在能力を発揮するベースになります。

◉桁外れの潜在能力が生み出す大谷翔平選手のバッティングスイング

五十八頁でもご説明しましたが、重要なことなので、もう一度述べておきます。斜面A

とB、同じ高さの二つの台からボールを落とします。斜面Aは四十五度の直線です。斜面Bは最初がAよりも急ですが、後は緩い半円形を描いています。このとき、Aの斜面のほうがスピードが出るのではないかと思うかもしれませんが、実験をしてみると、四十五度の直線の斜面（A）よりも、最初が少し急で、後は緩い半円形の斜面（B）のほうが、ボールは速く遠くまで転がることを述べました。

松山英樹選手のスイングは、このBの原理に基づいています。スイング軸を右肩甲骨の内側にすることで半楕円形のスイングとなり、スイングスタートを一瞬速くすると原理的に速い加速スイングとなり、飛距離が伸びるのです。また、背骨を中心とする正円形より半楕円形のスイングにするほうが、ボールは遠くまで飛びます。

この軌道を取り入れて大活躍しているのが大谷翔平選手です。大谷翔平選手のバットスイングも、この半円形の加速度の原理を利用しています。大谷選手は体軸を後ろへ少し傾けていますが、体軸を傾けないとBのスイングは不可能なのです。

これに対してイチロー選手は前へ突っ込んだまま振り抜くAタイプです。当てるのはイチロー選手のほうが上手です。体は前に突っ込んでいますけれど、右足でリズムをとって間合いを測っています。つまり、目と足で間合いをとってボールをバットのどこに当てるかを決めているのです。これも名人芸です。普通の人は絶対に真似できない打ち方です。

イチロー選手に似ているのは、二〇二四年に花巻東高校からアメリカのスタンフォード大学に進学した佐々木麟《りん》太郎《たろう》選手です。彼のスイングはイチロー選手にそっくりで、すくい打ちのような打ち方をします。彼は例外で、普通の人はあんな打ち方はできません。

大谷選手はこの二人とは違います。六十頁の図で示したように、大谷選手のフォームは顎の正中と左下顎の二つの軸を中心に体軸スイングをしています。顎の位置によってヒットを狙うかホームランを狙うか使い分けているのです。

イチロー選手などを見ると軸は一つで、ボールに対して直線的にバットを振っていきますが、大谷選手は二軸で半円を描くようなスイングになっています。こうすると先の坂道の実験からわかるようにスイングスピードが上がります。直線的にバットを出すほうがスイングスピードは速いと思いがちですが、そうではないのです。大谷選手は半円形加速スイングを取り入れることで、ボールが速く遠くまで飛ぶように工夫をしているのです。

そこに注目して大谷選手の打撃フォームを映像で確認してみてください。このスピードとパワーを兼ね備えたスイングによって、大谷選手はヒットもホームランも量産しているわけです。天才的な凄技です。これに私は〝最速スイング〟と名前を付けました。

スポーツにおいて凄技を発揮するためには「身切り」という技が必要になります。この「身切り」によって体に力強い動きを生み出すことができ、凄技を発揮することが可能になるのです。「身切り」という言葉はあまり一般的ではないのですが、大谷翔平選手のバッティングを例にして解説してみましょう。

大谷選手は腰を早く回すために、右足を内側に軽く曲げて、バットを左から右に振っています。これによって、体軸にねじれ現象が発生し、腰の回転が最も早くなります。それでいて、体の動きは回転運動の途中にあります。この運動パターンを「身切り」と呼びます。このとき体軸を移動しないように我慢しているので、体軸は正円形ではなく、坂道の実験で明らかなように、スイングがより速くなる半円形加速の回転運動になります。

それでは解析図の腰を切る身切りから最後の腰体軸を回し切る身切りまで持っていっているのでしょうか。大谷選手は音の間合い、つまり空間認知能の視覚と聴覚の二つの脳機能を駆使して間合いを計ってボールを打っています。非常に科学的な、理詰めの「身切り」現象を駆使しているのです。このように最新の科学まで取り込んだ大谷選手のスイングは「素晴らしい」の一言しかありません。

「あんな打ち方じゃ打てなくなる」という野球解説者もいますが、それはおそらく体軸を傾けた姿勢を指摘しているのだと思います。しかし、むしろそれによって本能の同一・一貫性に逆らわずに半円加速スイングが可能になっているのです。正中の体軸を傾けながら顎を中心にした体軸スイングをすることによって、驚異的なパワーが生み出されているのです。これは背が高く体力があるからこそできる技でもあります。この新しいスイングを「大谷スイング」と呼ぶことにします。

以上のように、潜在能力が体の動きと結びついているとは夢にも思わなかったのですが、スキーの滑りにしてもゴルフや野球のスイングにしても、脳科学の観点から見ると、体の使い方一つでスピードや飛距離や正確性が格段に上がることがわかりました。これは野球やゴルフやスキーをしない人にも応用できます。そのすべてに共通するのが、体軸のぶれない美しい姿勢を保つということなのです。

●運動で潜在能力を高めるための基本法則

最後に、ここまで述べてきたことから運動で潜在能力を高めるための基本的な法則をまとめておきましょう。

①バランスのとれた姿勢（歩く・走る・座る姿勢）が優れた潜在能力を生み出す。
②スポーツには、ゴルフや野球のバッティングなど同一・一貫性を好む脳の本能に逆らうものが多いため、その点に配慮した腕やグリップの工夫と握力の強さ（普通は三十九キロ）が必要となる。
③体軸である脊柱はスクワット運動で鍛える。その際、足の親指の第一関節でしっかり地面をグリップする。
④運動は緩めて素早く動くロルフィング運動を基本とする。坐骨周りの筋肉は足の踵を動かして鍛える。
⑤体軸の起点は背中の肩甲骨の三角形とし、ここに左右の肘を合わせるように動かす。走るときは腕を肩より後方で振る。その際に、肘を背中の肩甲骨の三角形に合わせると体軸がぶれない。
⑥臀筋を鍛えると体軸の横揺れが少なくなり、体の軸も安定する。
⑦ランニングが早くなりたい人は、足の親指のグリップを決める前脛骨筋を鍛える。また、走るときは、小指側と上腕・尺骨関節を体軸の起点に合わせて腕を速く振るようにすると、

腰が前に出て、速く走れるようになる。
⑧ゴルフやバッティングなどのグリップは、左の親指第二関節と小指を脊柱と一体化させ、左尺骨・上腕関節は方向性を決め、右尺骨・上腕関節は力の間合いを決めるようにする。
⑨ゴルフやバッティングは、背中の肩甲骨間を中心軸にした間合いの運動能力を鍛えることで上達する。
⑩尻上がりの四拍子＋シンコペーションのリズムを体に覚えさせると脳が疲れず、スピードもアップする。

運動をするときは、これらのことを意識しながら体を動かしてみてください。それまでとは動きが全く違ってくることが実感できると思います。スポーツ選手でなくても、ここでお話ししてきた基本姿勢を行動や立ち居振る舞いに取り入れてみてください。楽に動けたり、速く動けたり、歩き続けても疲れにくくなるのが感じられるはずです。

三半規管とパッティングの関係

本章でも述べましたが、あらためて世界の一流ゴルファーたちのパッティングの極意を紹介してみましょう。皆さんは、体の中で手と目線と脳の空間認知能が働いて間合いを測っているのをご存じかもしれません。しかし、実はそれだけでなく、耳の中の三半規管のうちの水平部のリンパの流れも間合いに関係しているのです。

そして、それによってパッティングの結果が変化することがわかってきました。つまり、頭の高さ、目線、顔の傾きによってパッティングが変化するのです。

これらの変化は意識の中に入ってこないため、ゴルファーはどうしてパターが外れるのかがわからないのです。

身長に対して頭の位置が低いと三半規管の水平部は自然に左に傾きます。これによって、ボールは左にずれてしまいます。反対に、身長に対して頭の位置が高すぎると三半規管も右に傾き、右にボールがずれる傾向があります。

この原理はパッティングの場合にとくに重要です。三半規管の高さはほぼ目線と鼻の付け根の鼻根部に一致していますが、耳の三半規管の水平部がもともと傾いている人がいます。プロならこの位置関係をMRIで調べるべきです。三半規管の水平部が鼻のどの位置に相当するがわかると、一気にパッティングが上達する可能性があるからです。

この応用編として、スライスラインが苦手の人は頭を左に傾けてパッティングをし、フックラインが苦手の人は逆に右に傾けてパッティングすると三半規管は正しい位置になるため、イメージしたようなパッティングができるようになります。

これらの課題があっても、パッティングを成功させる新しいパッティング技術の進化についても述べます。

誰からも好かれ、運が良くなる子の育て方

第3部

1　育脳のポイント

◉子どもも大人も脳のつくりは変わらない

第3部では子どもの「育脳《いくのう》」を分担・指導していた私の経験から、潜在能力が出やすい脳のつくり方についてお話ししていきたいと思います。

まず大事なのは言葉です。第2部で詳しくお話ししましたが、子どもの育脳指導をするときは、「そうだね」という言葉を合言葉にしようとみんなで言っていました。子どもも大人も基本的に脳のつくりは変わりませんから、「そうだね」という言葉によってお互いを認め合い、尊敬し合う関係を構築することができます。そして、そういう関係ができると、お互いの言葉が相手の脳に入りやすくなるのです。

学校の先生は「ああしろ、こうしろ」と子どもに注意をします。しかし、それによって子どもが先生を嫌いになったら、いくら教えても身につきません。私にも経験がありますが、嫌いな先生の教える科目は頭に入ってきません。私も全然覚えられなくて、その先生の科目は後で本を読めばいいやと思っていました。したがって、先生は子どもを否定しないように気をつけなくてはいけません。

「そうだね」という言葉を使うと、みんな仲間になれるのです。だから、子どもたちが何か言ってきたら「だめ」とは言わないで、「そうだね」と言ってから、「でも先生の考えはちょっと違うんだよ」というような喋《しゃべ》り方をしなさいと私は先生たちに教えています。

まず「生きたい」「知りたい」「仲間になりたい」という本能に訴えかける言葉を使って相手を認めてあげることが大事です。「そうだね、なるほど、君は凄《すご》いね」と褒めてあげて、その後でポイントを討論すればいいのです。相手を認めてあげれば、相手にもこちらの言葉に耳を傾ける姿勢が整います。

これは家庭でも会社でも同じことです。親は子どもを否定してはいけませんし、上司は部下を否定してはいけないのです。

ついでに言えば、部下の立場からすると、上司に嫌われないようにするためには、まず

「わかりました」「なるほど」「そうですね」と肯定すればいいのです。そうすると、上司は部下が自分のことを理解していると判断します。上司にかわいがられると出世率が全く違ってきます。

この原理を知らないまま、「そうですか?」「それは違うのでは?」などと否定的な返答をすると、上司は面白くありません。当然、部下に対する見方もネガティブになってしまいます。これは脳科学的な一つの現象です。

意識的にポジティブな言葉を口にする、否定語は決して使わないというのには、そういう理由があるのです。

◉世の中で大成功を遂げている人の共通点

しかし、そういう局面になると、つい口を突いて出てしまうのが否定語というものです。これは自己保存の本能が人間にあるからです。自分を守るために自分の窮状を訴えるのですが、これは難しいこと考えたくないというのとよく似ています。

悪事を働いた人が詭弁《きべん》を弄《ろう》してでもなんとか逃れようとするのも、自己保存の本能によるものです。昨今の国会議員の言動などを見ていても、それがよくわかります。とにかく逃れようとする立場で動いているので、知っていても知らない顔をして「全くわかりません」「聞いたこともありません」と、しらを切っています。これは自己保存の本能の働きによるものです。

潜在能力を発揮できる本当に凄い人は、自己保存の本能を乗り越えてしまいます。逆に言うと、本能に逆らうことができなければ潜在能力は発揮できないのです。先にも言いましたが、人間は自己保存の本能が働いて難しいことを考えたくないのです。だから、目標を小さくして自分を守ろうとします。しかし、それでは大きな潜在能力は発揮できません。

潜在能力とはいざとなったら出てくる能力で、意識的につくり出せるようなものではないと普通の人は考えます。しかし、世の中で大成功を遂げているような人は、どうやって自己保存の本能を外して潜在能力を引き出そうかと考えています。潜在能力という言葉はそれ自体が非常に魅惑的な言葉で、できる人はそれについて深く考えているけれど、できない人は全く考えていないのです。

そして、できる人は潜在能力について奥深いところまで考えているため、いざというときでなくても意識的に自己保存の本能を外して桁違いの潜在能力を発揮することができるようになるわけです。

先に潜在能力から運が生まれると言いました。「生まれる」という言い方は軽すぎるかもしれません。運が良いとか悪いというのはどうしてなのか。いろいろな人がその理由を述べています。しかし、それらの大半は体験に基づくもので普遍的とは言えないように思います。中にはこじつけと言ってもいいような理由も混じっています。

では、運を引き出す原理とはなんでしょうか。それは潜在能力を鍛えて開花させることです。運の原点に、潜在能力があるのです。それを鍛えていつでも発揮できるようにすれば、誰でも運を引き寄せることができるようになるのです。

◉イノベーション時代に勝てる子とは

序文でも触れましたが、二〇四〇年にはイノベーション時代が来ると私は考えています。その頃には共稼ぎの夫婦は今以上に増え、乳幼児を預かる施設のニーズが増してくるでしょう。一方で少子化が進み、幼稚園児や低学年の子どもの数が減ってきます。

そんなイノベーション時代に備えるために、頭も性格もよく、ＡＩを使いこなし、新しい発想のできる運の強い子を育てなくてはいけません。要するに、潜在能力の高い子が求められるのです。イノベーションの時代には、周囲の人たちから愛される子が勝つのです。

ただし、頭がいいと言っても優等生を育てればいいというのではありません。集中力があって、問題解決の方法を自分で考えることができて、考えたことを積極的に実践できるような子でなくてはいけません。しかも、みんなから愛されるためには、こころの豊かな子に育てる必要があります。

最近はお金さえ出せば子どもが育つと考えている親や指導者も多いようです。そんな単純な発想で子どもが本当に育つのだろうかと心配になります。確実に言えることは、早期に音読教育を導入し、一刻も早く子育てや育脳の改革をしなくてはいけないということです。

乳幼児期はどうしても母親が子育ての主役になります。母親の機嫌が悪くなるだけで子どもの夜泣きが始まるほど、子どもと母親は一体です。しかし、子育てをすべてお任せしてもいいと思えるお母さんは、果たしてどれくらいいるでしょうか。

私は、約十年前から、脳科学について関心を抱くお母さんの会「いいママの会」を立ち上げて、脳科学の面から子育てを指導するボランティア活動を細々と行ってきました。

脳科学の観点から言うと、乳児期の子育ては、母親が子どもの夜泣きをどれだけ我慢して素晴らしい対応ができるかにかかっています。この時期を乗り越えて幼児期に入ると、純粋な子どもは正論であればどんな要求でも達成しようと努力を惜しまなくなります。

富山県のある小学校に講演に呼ばれたとき、「この中で先生が嫌いな人は手を挙げてください」と聞いてみました。先生たちは驚いていましたが、十名ほどの手が挙がりました。すかさず「今、手を挙げた人はバカになると脳科学ではわかっています」と言うと、今度は子どもたちが驚きました。

一番前に座って隣の子とつつき合って話を聞いていない子がいました。たぶん一年生だと思います。私はその子を指さして、「君！　君のミッションはなんですか？」と質問をしました。いきなりそんなことを言われて答えられないのはわかっていましたが、あえて聞いたのです。もちろん、その子は答えられませんでした。

そこで私は「ミッションというのは使命ということなんだ。君のミッションはね、お母さん・お父さん・家族・先生、それから友達を好きになって、いつも全力投球することだ！　わかりましたか？」と言いました。その子は「はい」と小声で返事をしました。そこで「もっと気持ちを込めて返事してください！」と言うと、今度は「はい！」とこころのこもった良い返事が返ってきました。

それ以後、その小学校では、「ミッション」という言葉が流行りました。その結果、いつも一回戦で敗退していた野球チームが快進撃をしたり、学校全体の成績も上がってきたという報告を受けました。

子どもは純粋なこころを持っているので、十分に意味が理解できなくても、正しいことを正しい方法で繰り返し実践していると、自然とその真髄に触れることができるようになるのです。

◉潜在能力を発揮するための良い習慣、悪い習慣

そういう子どもたちを育てるために、私は脳科学の面から子どもたちの「育脳」の方法を研究し、提唱し、実践してきました。ここでは、それらの方法を紹介したいと思います。

まず子どもの育脳で最も大切なのは、自己保存の過剰反応を止めて、桁違いの高い目標を立て、その達成に向けて無になるまで気持ちを集中できるようにすることです。そういう生活スタイルを身につけさせるのです。

過剰反応というのは自分を守りすぎるということで、そのために明白な嘘をついてしまうようなことを言います。先にも言ったように、昨今の政治家が平気で口にしている数々の弁明も言い逃れのための過剰反応です。これは本能だから、わかっていても、簡単には

止められません。

それを止めるためには意識をそこに向けるとともに、自己保存の本能が働き過ぎないように、子どもに前向きな行動を起こすよう常に促すようにするしかありません。それを習慣化することによって、本能を抑制することができるようになります。そこで大切なのが、高い目標を立てるということであり、そこに集中するような気持ちのコントロール法を教えることです。具体的には、次のようなことをしていけばいいのです。

●何をしたいかを早く聞いてあげる

潜在能力を発揮できるようにするための育脳の第一のポイントは、できるだけ早く、子どもが将来何になりたいかを聞いてあげることです。そして、その道の良い指導者を見つけて子どもに引き合わせ、同時にサポート役をつけてあげることです。

子どもの潜在能力は、自分が素直なこころで「こうなりたい」「こんなことをやりたい」と思ったものから生まれます。だから、早く何をやりたいか、何になりたいかを聞いてあげて、そのためのチャンスをたくさんつくってあげることが大事です。

これは親の役目だと思いますが、学校の先生にも同じことが言えるでしょう。成績ばかり見ていても、潜在能力を伸ばすための役には立ちません。子どもが素直なこころで何を思っているかをしっかり聞き出すことが大事です。

●常に全力投球を要求する

潜在能力を鍛えてよい運を手にするために、子どもには必ず全力投球を要求しなくてはいけません。黙っていると、どうしても子どもは手を抜きます。子どもに限らず、大人でも同じでしょう。それを防ぐために、何事も全力で立ち向かうようにしつけることが大事です。

それでも手を抜いていると思ったら、「今、手を抜いたでしょう?」と、その場で注意をしてください。目の前でしっかり指摘しないと、子どもはごまかせたと思ってしまいます。

手抜きをするのも、自分を守ろうとする人間の本能です。だから、子どもも別に悪いとは思っていません。逆に言えば、その本能をしっかりコントロールできると、桁違いの潜在能力が発揮できるようになり、大きな成果を残せる人間になるわけです。

常に全力投球をするというのは、大人でも変わらず大事な姿勢です。私の友達に聞いた話ですが、子どもの面倒を見てもらっている先生のところに挨拶に行くとき、正装して行ったそうです。そうしたら先生の態度が全く違うというのです。自分の子どものことであっても、正装をしてお願いすることによって、相手もこちらの本気度を感じ取って、きちんと応対してくれるのです。これも同期発火の働きです。だから、服装から本気度を示せ、ということです。

私は、それを母親にやられたので効きました。母は、私が課題をクリアするたびに正装にしてやってきて、「よくやってくれました」と言って手をついてお辞儀をしていました。それを見て、一層頑張らなくては、という気持ちになりました。

すでにお話ししましたが、戦争中には子どもは国の宝と言われていました。「産めよ増やせよ」という時代で、大抵一家に四、五人の子どもがいました。八番目に生まれた子どもだから八郎という名前をつけられた人もいました。今とは逆に、子どもの数が多かったのです。

その時代に、母は「私はあなたしか産めないので、あなた一人で四人分頑張るんだよ」と言って、手をついて「お願いします」と頭を下げました。これは私を育てた魔法の言葉だと思っています。そう言われた私は子どもながらに頑張ろうと思いました。以来、全力投球が習性になり、常に潜在能力を発揮できるような体質になっていったのです。

●「そうだね」という言葉は気持ちを込めて

これまで何度も「そうだね」と言って子どもの意見を認めてあげることが大事だと述べました。この「そうだね」という言葉を掛けることは、育脳にとって、とてもよい習慣です。

ただし、大事なことがあります。それは、子どもに「そうだね」というときは、気持ちを込めて最もこころに伝わる言い方をするということです。子どもの脳に入る言葉を使うときは、「そうだね、凄いね、君」というように、気持ちのこもった言い方に正さないといけません。

これは感謝する場合でも同じです。上司から「よくやってくれた」と褒められたら、やる気が全然違ってくるでしょう。逆に、だめ出しをされたら力が出なくなって、いいアイディアも浮かびません。言葉には力がありますから、相手をその気にさせようとするときは気持ちのこもった言い方をしなければいけないのです。

また、自己保存の本能に抵触するような言葉を使うことは絶対にやめてください。失敗しても叱ったりせず、自分を守ろうとする自己保存の本能を克服しようとチャレンジした場合は、結果としてうまくいかなくても「よくやったね」「頑張ったね」と褒めてあげてください。

失敗することは悪いことではありません。失敗も一つの経験です。それを認めてあげることが大事です。

●すぐにイエスという返事と行動ができる子に

潜在能力を鍛えるには、何かを頼んだときにすぐ「はい」と返事をして行動ができる子に育てることも大事です。間をおいてはだめなのです。考えるよりも先に動くように仕向けてください。二秒以内に行動を起こす「二秒の法則」を身につけるように促してください。

子どもは純粋なこころを持っていますから、正しい要求なら多少無理なことでも頑張る力を持っています。私自身、そうでした。母から「一人で四人分頑張ってほしい」と言われたとき、周りの大人は「そんな無理なこと」と言いましたし、実際にいくら頑張っても四人分達成するのは難しかったのですが、なんとか達成しようと常に全力投球をしていました。その結果、運動神経も抜群になり、成績も最優秀になりました。

全力投球しないと潜在能力は鍛えられませんし、発揮できません。うまくいかないのは手を抜くからです。だから、普段から損得抜きに全力投球する習慣をつけることが大事なのです。そのために、二秒以内にイエスという反応をするように要求する。それが身につくと、あっという間にいろいろな問題が解決していきます。

無理なことでも子どもを頑張らせることはいいことです。ただし、これには「正しい要求なら」という前提がありますから気をつけてください。

●正しい姿勢を教える

しっかりした体軸の重要性は先に述べました。すべては正しい姿勢、美しい姿勢から始まります。子どもには正しい立ち方、歩き方、走り方などを教えてあげてください。

これらは坐骨周りの筋肉を緩めてから動くロルフィングの運動を参考にするといいでしょう。

●子どもの友達は自分の子どもと思って

子どもの友達は自分の子どもだと思って育てましょう。私の親もそうでした。友達が家に来たときには、私以上に友達に気を使い、大切にしていました。そうすると、どうなるでしょう。友達からすると「林の家に行くと大切されるから、林も大切にしなければいけないな」と思うようになるのです。

ここまで何度も述べたように、運というものは他の人が持ってきてくれることもあります。運を持ってきてもらうためには、誰からも好かれるような人になることが大事です。

そのためには、誰も仲間外れにしてはいけません。いじめというのは仲間外れにするところから始まります。たとえば、「みんなはズボンをはいているのに、あの子だけスカートをはいている」と誰かが言うと、同一・一貫性の法則に従って、みんながその子を嫌いになってしまうのです。はっきり口で言わなくても、なんとなく嫌だと感じることが仲間外れの原点になります。

いじめというのは、同一・一貫性を求める人間の本能を克服していかないとなくならない問題です。ここをよく考えないと、気がつかないうちにいじめる側になってしまうこともあります。

●呼吸のリズムを教える

呼吸というのは、吸気（息を吸う）で力を入れ、呼気（息を吐く）で力を緩めるというのが基本リズムです。つまり、息を吸うときは力が入っていて、吐くときは力が入らないようになっています。

いつも力が入っていると緊張して力が発揮できません。息を整えるだけでもリラックスすることができます。そういうことを子どもに教えてあげてください。

●できるだけ早くにAIに興味を持たせる

二〇四〇年に到来するイノベーションの時代とは、言い換えれば、ＡＩの時代です。だから、ＡＩに精通することは必須の条件になります。その条件は、大人よりも子どものほうがより大事になります。子どもはなんでも器用に使いこなしますから、できるだけ早くＡＩに興味を持たせたほうがいいでしょう。

興味を持たないと、潜在能力はつくれません。脳を育てるには、興味を持つことが大事です。「なんか面白そう！」というのが育脳のスタートになるのです

●親子の時間を手抜きしない

子どもの潜在能力を伸ばすには親の力が欠かせません。だから、親子で一緒にいる時間はチャンスです。無駄にしないでください。

これについて私が推奨しているのは、親子で一緒に勉強することです。先にも言いましたが、算数とか漢字のテストを毎日親が作って、子どもにやらせて、間違ったらその場で指摘して、どこが難しいかを直接教えてあげるのです。人の作った問題を子どもにやらせて、親は向こうでケーキを食べているというのはだめです。

親自身が問題を作ると、子どもがどこを間違うかがわかります。だから、その場で直すことができます。後で直すのはだめです。すぐに直す。先に挙げた「二秒の法則」です。これをしっかり習慣づけると、子どもはみんな優等生になります。

親も手抜きをしてはいけません。問題も自分で作ってください。そう言ったら「えっ?」と驚いた親がいます。自分の子どもの脳をしっかり育てるためですから、そんなことで驚いている場合ではありません。子どもに全力投球しなくても平気な親の姿勢を見せるのは、子どもの手抜きを容認しているということです。それで子どもにだけ良くなってもらいたいというのは虫が良すぎます。

どこが難しいかも、親が直接教えてあげるのが一番いいのです。自分で問題を作ると、どういう問題が大切なのかが親もだんだんわかってきます。だから、次第にいい問題が作れるようになってきます。そんな親の成長とともに、子どもも立派になっていくのです。

前に子どもの勉強を見に来てほしいと言われて見に行ったことがあります。ところが、時間になっても子どもが帰ってきません。子どもは頭がいいので、「今日は林先生が来ていて、帰ったらとっちめられるから」と、どこかで時間稼ぎをやっていたようです。

その後、ようやく帰ってきた子どもに、私は「勉強は好き？」と聞きました。当たり前のように「嫌い」と答えるので、「なんで？」と聞くと、「自分は大工の棟梁《とうりょう》の息子だから勉強しなくてもいいって親が言っている」というのです。そんなところから彼との勉強が始まりました。

私はまず、「君、名前を書いてごらん」と言って書かせてみました。彼はちゃんとした字で書きました。それを見て、「君、すごく立派な字を書くね。さぞかし腕がいいんだろうね」と褒めると、子どもは調子に乗ってきて、「あれができる、これも得意」と自慢を始めました。そこで「君、目の前のあれはなんだ？　あれは遊びの本じゃないか。今はいらないよね。どこか見えないところに持ってこうか」「そこにもあるじゃないか」と指さして、机の上を片づけさせました。勉強ができない子というのは、遊びの道具をみんな机の上に置いてあるのです。

机の上が綺麗になると、子どもは途端に集中して勉強に没頭し始めました。親は驚いて「あんなに勉強するのを見たことがない」と言っていました。そうやって一緒に勉強をしたら、子どもが最後に「先生、僕、勉強します！」と言いました。

つまり、その子が勉強嫌いだというのは、親が遊びの環境ばかり整えて、勉強の環境を整えていなかったからなのです。

子どもを見ていると、親にも学ぶことがたくさんあります。

●正しい運動の仕方を教える

走る、ボールを投げる、泳ぐ、鉄棒をするなどの運動は、子どもの必須科目にしてください。小さなうちに運動の仕方を教えることが大事です。それも、ちゃんとした学問的な方法に従って、正しい運動の仕方を教えてあげることです。たとえば、息遣いとかリズムとか、手をどこで振るかとかいったことを理論に基づいて教えてあげなくてはいけません。そのためには、しっかりとした指導者につけることも大事です。今の時代は子どものためのスポーツクラブがたくさんあります。体操やスイミングなど運動の基本を教えるようなものも多数ありますから、そういった施設を利用するのはいいことです。

また野球やサッカーをはじめとするスポーツチームも必ず地域にありますが、こういうチームに所属するときは、まず指導者を見ることが必要でしょう。子どもを怒鳴りつけるような教え方をしているような指導者だと、せっかくの子どものやる気がしぼんでしまいかねません。

すでに述べたように、指導者を嫌いになると子どもはその指導者の下で伸びることはありません。その意味では、どんな指導者につくかによって子どもの人生は変わります。親としても十分に慎重であるべきです。

●反省会を開いて子どもの意見を取り入れる

子どもが何を考えたかを聞くために、親子で反省会を開いて子どもの工夫したことを聞いてあげてください。親とか先生の意見ではなくて、まず子どもの意見を聞いて取り入れていくことが大事です。

子どもの意見を求めない親が多いのですが、耳を傾ければ、子どもは大人よりもいい意見を言うかもしれません。大人以上に頭がいい子がたくさんいます。子どもの視点を見くびってはいけません。

ただし、親は子どもに迎合する必要はありません。子どもと安易に仲間にならず、親の威厳を守ることが大事です。これは「立場を守る」ということです。あくまで親の立場を守ったうえで、子どもの意見を聞くことなのです。

●無心になる重要性を教える

先に述べたように、勝負事は強いと思った者が勝つのですから、その一点に集中して余計なことを考えず、無心になることが大事です。

「相手のほうが強いから」と簡単に勝ちを諦めてしまうのは、実力が下でも勝てるという脳の仕組みを知らないからです。脳科学的には、「相手が強い」と思った瞬間、勝てる可能性はなくなってしまうのです。

言い訳をしたい気持ちは、自己保存の本能から発生します。それを抑えて、「今日は自分の日。自分のほうが強い」と思うことによって、脳が同期発火して格上の相手とも互角の戦いを演じることができるのです。女子卓球チームの例を挙げましたが、そのような発想の転換をした結果、五十三年間勝てなかった中国チームと今では対等に近いレベルまで来ています。

無駄な先入観を持たずに、目の前に勝負に集中する姿勢を子どもの頃から身につけていくように努めなくてはいけません。そうすれば、勝負事に強い脳を育てることができるのです。

●子どもに対する感謝の時間をつくる

親が子どもに感謝するという機会はなかなかないかもしれません。どちらかというと、「あなたのために」やっていると思っている親が多いと思います。しかし、これは逆で「ありがとう。あなたのおかげで」と感謝しなくてはいけないのです。

なぜかというと、「あなたのために」と言うと、必ず「あなたのために失敗した」とか「あなたのためにうまくいかなかった」というように失敗した話が出てくるからです。これに対して、「あなたのおかげで」と言うと、「あなたのおかげで失敗した」という言い方には絶対になりません。

現実には「あなたのために」と言う親が多いのですが、気をつけなくてはいけません。「あなたのおかげで」と言うことによって、子どもはますます期待に応えようとします。その結果、潜在能力が育つのです。

ですから、子どもに対する感謝の時間を意識的につくるようにすることが大事です。

●先生の悪口は決して言わない

親は先生の悪口を決して言ってはいけません。悪口を言うと、子どもたちは先生が必ず嫌いになります。先生が嫌いになると、勉強もしなくなります。だから、子どもには「あの先生はこういうところが素晴らしいんだよ」と言うようにして、先生の美点を教えるようにしてください。

先生を嫌いな子どもはたくさんいますが、それは親が悪口を言っているせいだけでもあります。親が先生を尊敬していないという姿勢が子どもに伝わると、それは子どもの先生の見方にも間違いなく影響します。

たとえば、今は朝寝坊して遅刻することが先生にどれほど失礼に当たるかを教えていない親がたくさんいます。だから、平気で朝寝坊をして学校に遅れる子がたくさんいるのです。そういう子どもの親は、大体先生を尊敬していません。

勉強は塾でやらせるからいいという考えなのかもしれませんが、学校は子どもにとって一番大きな学びの場です。そこで全力を尽くせなければ、塾でいくら頑張ったところで、自己保身の小さな目標しか掲げられないような子になってしまいます。少なくとも、桁外れの潜在能力を発揮できるような子には絶対になりません。

子どもを本当の勉強好きにしたいと思うのなら、先生の悪口は禁句です。

以上挙げてきたようなことは日常生活の中でできることですので、良い習慣として子どもの身につけ、そして親子で実践していくことが大事です。習慣化することによって、潜在能力の発揮を妨げる自己保存の本能を抑制することができるようにもなります。

2 潜在能力を発揮する条件

◉潜在能力を発揮するために必要な五つの条件

ここで潜在能力を発揮するために必要な条件について改めて触れておきたいと思います。これは当然、育脳にも関わってくることです。

①否定語を使わない

その第一番目に来るのは、何度も言うように「否定語を使わない」ということです。否定語は、潜在能力にとっての大きな弱点です。

脳の情報処理の過程についてお話ししましたが、脳が情報を処理する第二段階でマイナスの感情を抱くと、第三段階の前頭葉の働きを鈍らせてしまいます。皆さんも経験したことがあるかもしれません。スポーツの練習でも、試験勉強の途中でも、全力を投じているときに「苦しい」「辛い」「もう無理かも」といった後ろ向きの考えが浮かぶと、脳は新しい情報にすぐに反応してマイナスに機能してしまうのです。

たとえば、年齢を重ねると体の機能が変わってきます。若いときと同じように動かないことを感じると、つい「年を取った」という言葉が口をついてしまいます。しかし、「年を取ったから」というのは、潜在能力にとって一番の禁句です。できる人は決して年齢を理由にしません。年のせいにするのは、「自分を守るため」に言っているのです。

潜在能力はいくつになっても尽きるものではありません。年を取ったからといって衰えるものではないのです。そう考えると、潜在能力というのはつくづく凄い言葉だと思います。日本中の人たちが潜在能力の本当の意味を理解すれば、日本は桁違いに進歩すると思います。

だから、潜在能力を発揮する第一の条件は「否定語を使わない」ことなのです。否定語を話すことはもちろん、頭にも浮かべない。大変難しいことですが、いたずらに練習や勉強にエネルギーと時間を費やすより、これを徹底するほうが効果的と言ってもいいと思います。

立派な人間に育てるために子どもを厳しく指導するという人がいますが、これも逆効果です。厳しくされるほど、子どもは嫌になります。強制されたからやりたくないと考えるのが普通の反応なのです。だから、「そうだね」「なるほど」と言って肯定するところから始めなくてはいけないということなのです。

「そうだね」は、子どもの潜在能力を引き出す魔法の言葉です。「こういう魔法の言葉が必要なんです」と、私は学校の先生にも言っています。子どもの意見を大切にして、「そうだね」「なるほど」と肯定してあげれば、全員が優等生になります。

②頼まれたら二秒以内に行動

潜在能力を発揮するための第二の条件は「頼まれたら二秒以内に行動を起こす」ことです。「二秒の法則」ということをお話ししましたが、そのことです。

私は脳外科という仕事柄、行動がすごく速いのです。遅れると患者さんの命にかかわるので、すぐに行動を起こす大事さが身にしみてわかっています。「先生のところに相談に行くとすぐに答えが返ってくる」とみんなが言いますが、「すぐに行動する」ことによって、私は潜在能力を発揮しているのです。「後でしよう」というのでは力は出ません。「いつやるか？　今でしょ！」という林修さんのフレーズはまさにその通りで、潜在能力を発揮するための金言です。

これを子どもに習慣づけたら、間違いなく優等生になります。脳の仕組みを子どもが知らなくても、すぐにやるという行動を身につけてしまえば放っておいても立派な人間になっていきます。

③考えを一つに絞って勝負

第三の条件は「考えを一つに絞って勝負する」ということです。集中力は前向きな気持ちから生まれます。いろいろ考えるから、雑念が起こって失敗するのです。スポーツでも勉強でも、「ここが勝負だ」というときには「きょうは自分の日だ」と考えて、勝負に勝つという一点に集中する。それによって、潜在能力を発揮して桁違いの力が出るのです。

優等生というのは、「失敗しないように」と考えてしまいます。そのため、練習でも勉強でも守りの練習、守りの勉強になっています。自己保存の本能で恥をかくのが嫌だから、失敗しないことを第一に考えるのです。

勝負に勝つためには攻めなくてはいけないのですが、優等生は基本的に守りに徹して勝負をしません。だから、自分を超えられないのです。確かに失敗しないから優等生と言われるわけですが、それを超えたら、もっと凄い能力を発揮できることを知りません。

私は競泳の日本代表チームに、この「優等生は勝てない」という話をよくしました。では、どうすればいいのですかと聞かれたので、「今の練習の仕方は間違いだと自分で言いなさい」とアドバイスしました。「自分はただの人間じゃない。優等生は守りの練習をするけれど、自分は違う」と、はっきり口に出して言うことが大切なのです。

優等生というのはある環境にいるときに優等生なのであって、本当はタダの人です。それを素直に認めることが大事です。自分がタダの人だと認めるからこそ、桁外れの練習ができるようになるのです。

人間というのは、ある面では謙虚でいないといけませんが、ある面では自信を持ってやらなくてはいけません。威張り散らすということではなくて、人間は正直に生きなくてはいけないと思います。その場だけの優等生になろうとするのではなくて、自分はタダの人だと思って桁違いの努力をする。それによって潜在能力が鍛えられて、本当に凄い人になれるのです。

④同期発火を利用する

第四の条件は、「同期発火」をうまく利用することです。私はかつてある予備校の先生から相談を受けました。そこに通う生徒の親から「うちの子は全然勉強しない。どうしたらいいですか」と言われたというのです。その子の偏差値は三十だそうです。どこを受験するのかと聞くと、有名校の名前を出しました。

そのとき私がアドバイスしたのは、毎日十問ずつ問題を出して、間違ったら目の前ですぐに直す習慣をつけていくということです。後から直すのではなく、その場ですぐに直す。そういう習慣をつけたところ、三十の偏差値が六十九まで上がり、東大でも受かるのではないかと評判が立つほどになりました。その子も自信がついて、自分で参考書を買いに行くようになりました。

それを知った親が驚いて、「うちの子、参考書を買いに行ったんですよ」と言ったそうです。お母さんにしたら、参考書を買いに行ったこと自体が驚きだったのです。

ポイントは、目の前ですぐに直すということ。後からというのは許さない。家に帰ってから、というのもだめです。

そうしたら、子どもがなかなか正解できないので夜の十時になっても家に帰れないと音を上げた先生もいました。確かに、いつ成功するかわからないわけですから先生には根気が必要です。しかし、できた子の手を取って先生が感謝をしたら、勉強する子だらけになったそうです。これは先生と子どもで同期発火が起こった結果です。そういう中から偏差値六十九の子どもが生まれてきたのです。

⑤正確なイメージを描く

第五の条件は、「正確なイメージが潜在能力を発揮させる」ということです。自分が思う通りに能力を発揮するためには、そのイメージを強く持つことが非常に効果的なのです。問題は、正確なイメージはどうやったらつくれるかということです。私たちは物事のありのままを記憶するのではなく、その物事のイメージを頭の中でつくり上げ、それを記憶しています。これを「イメージ記憶」と言いますが、人間の記憶はすべてこのイメージ記憶によって行われています。

しかし、あくまでもイメージを記憶しているため、自分の記憶は絶対間違っていないと思っていたのに、実は勘違いだったということも起こりえます。

たとえばゴルフというのは、大体間違ったイメージでやっていることが多いスポーツです。ですから、なかなか上達しないわけです。このような場合、正確なイメージをつくるためには、何度も繰り返し同じ作業を重ねていくことです。正確なイメージを描けるようになるまで訓練することが大事なのです。経験を積めば積むほどボールの軌道の記憶が蓄積されていきます。その中から成功したときのイメージ記憶を蓄えていくことによって、正確性が高まっていきます。

難しいパッティングでも、脳がイメージしたような形でパッティングの成功を積み重ねていくと、カップとボールを見ただけでカップインが予測できる脳が生まれてきます。逆に、「入りそうにないな」と感じた場合は、手もそのように動きますから失敗する確率が高くなります。こうした場合は、必ず動作を中止して仕切り直すべきです。

これはスポーツに限りません。一流のプロという人たちは、同じ作業を繰り返すことによって成功のイメージ記憶を蓄積し、それをいろいろな場面に当てはめています。だから、成功する確率が高まるのです。また、多くの失敗をすることによって「これはうまくいかないな」と思ったときは強引に進めず、一歩引いて冷静に現状を見直すこともできるようになります。それによって失敗する確率を低く抑えることもできるわけです。

つまり、経験を蓄積することによって正確なイメージを描けるようになるのです。それゆえ、諦めずに続けることが潜在能力を発揮する脳を作るためには必要です。

潜在能力を発揮するためには、とくに以上挙げた五つの項目をチェックするといいでしょう。

◉全力投球することが潜在能力を高める

これらを考慮したうえで、潜在能力を最大限に高め、発揮するには何が大切なのでしょうか。私の考えをひと言に凝縮すれば、「原点に従って全力投球する」ということになります。原点とは何でしょうか。人が目標に向かうとき、そこには原点があるはずです。○○という大会で優勝する、△△の試験に合格するといった目標に対して、そうしたいと思う大本が原点です。

人は往々にしてこの原点を外れ、自分の都合がいいように書き換えてしまいます。この相手に絶対に勝ちたい、このテストで周りよりいい点を取りたい、というように。しかし、既に述べた理由で、これでは脳の多様な領域が連動しなくなります。

潜在能力が最も引き出される原点にあるのは、「人のために生きる」ということです。具体的には「誰かに勝ちたい」ではなく「観た人が感動する勝ち方をしたい」と願うことです。

二〇二三年のＷＢＣ（ワールド・ベースボール・クラシック）では侍ジャパンがこの通り、野球を通して感動を与えることを掲げて大会に臨み、見事世界一を掴みました。その極めつけは、大谷翔平選手が、決勝戦開始直前、チームメートに放ったひと言です。誰もが憧れる名選手揃いのアメリカ代表を相手にして、彼は何と言ったでしょうか。

「憧れるのを、やめましょう」

「憧れてしまったら、超えられないので。僕らはきょうトップになるために来たので。きょう一日だけは、彼らへの憧れを捨てて、勝つことだけ考えていきましょう」

これはまさに原点でものを見ている人の言葉です。

原点に従って努力することで得られるものは、潜在能力を発揮するチャンスだけではありません。そういう人は誰からも愛され、運もよくなっていくことは明らかでしょう。

人のためになる原点に従って、損得抜きで全力投球する。全力投球を要する目標を掲げることもまた大切です。三十年前の医局での出来事は、絶対に患者さんを助けるという原点の下、桁違いの目標を共有したことがよかったのです。

かくいう私がこの大切さを痛感したきっかけは、三年前、八十二歳から立て続けに重病を患ったことでした。初めに心筋梗塞《こうそく》、次いで鬱《うっ》血性《けっせい》心不全、腎不全、前立腺がん、糖尿病、そして眼底網膜出血。一度は心臓が止まり、なんとか意識が回復しました。ところが、自分の能力の低下に驚かされました。ボールを投げれば的の下に当たる、字を書けばどことなく曲がっている、風景を絵に描いても木々の枝が寂しくなる……。

初めは病気と年齢のせいと諦めかけましたが、これまでの体験と研究を振り返る中で、それは思い込みだと気を取り直しました。そして、「自己保存の本能を克服し、潜在能力の高め方をお伝えしたい」というように、人のために生きたいという原点に従って全力で仕事を始めると、衰えたと思った能力が随分回復してきました。これは新たな発見でした。先に述べたように、「いい年だからできない」「年を取った」は潜在能力を消す禁句なのです。

私の体験を通しても言えるのは、脳は前進を求めているということです。しかしそのためには、こころを鍛えないといけません。こころとは、脳に入った情報に気持ちが動き、感情が加わってから生まれてくるものです。本書でご紹介した言葉や考え方で美しい本能を引き出し、ダイナミック・センターコアを絶えずプラスに機能させる。それがこころを鍛える、こころを磨くということです。

このことは、何も個人にとって重要なだけではありません。来る二〇四〇年代、人口減少に加えてAIが現在より格段に発達し、イノベーションの時代が訪れると言われる中、次世代を担う子どもたちを、頭がよく誰からも愛され、運の強い素晴らしい子に育てることは急務です。そのための潜在能力を引き出す育脳がますます重要になってくるでしょう。

変化の激しい時代ですが、失敗を恐れていては決して前進できません。失敗は当然と考え、原点に立ち返り、失敗をカバーするほどの全力投球をすれば潜在能力は高まっていきます。

子どもに潜在能力を生み出すためには、なんとしても全力投球の重要性を教えなくてはいけません。そうしないと、本能に負けてすぐに手を抜いてしまいます。何度も言うように、潜在能力というのは、いざとなったら出てくるものではなくて、日常の何事にも全力投球することによって出てくるものなのです。

振り返ってみると、私の恩師の森安先生が「自分に厳しく、人に厳しく」と言っていたことは確かな指摘でした。私はずっと「人に厳しく」というのは何かの間違いではないかと思っていたのですが、「人に厳しく」することは人に期待することなのです。期待するからこそ、弱点を見つけ指摘してあげることができるのです。それが本人の潜在能力を高めることにも繋がります。それこそが本当の優しさと言っていいのかもしれません。

そういう優しさを持ちながら、未来を担う子どもたちを一人でも多く育てていきたいと思うのです。

人間の気持ちと本能が作用すると「こころ」が生まれる。パリオリンピックでは、美しい演技を提唱する選手が現れてきました。美しい気持ちと美しい本能は、美しい「こころ」を生み出してきます。美しいこころを持った人は、誰からも好かれ、素晴らしい運を掴むことになります。

オリンピックは、四年の一度の世界一を決めるスポーツ大会です。その中で、美しい演技で、美しいこころを生み出し、素晴らしい運をもたらすことは、最高のパフォーマンスです。

子どもに運をもたらす十の条件

①競技団体をつくって、相手の脳に入る本能を高める会話と美しい技を追求する美しいこころを磨く
②脳が疲れない後半加速の四拍子・四ビートのリズムを駆使する
③美しい演技で、美しいこころを極める
④チームメートの脳に入る言葉「そうだね」を口癖にする
⑤「相手がいるから自分も進化できる」と競争相手をリスペクトする
⑥競技の競争では「きょうは自分の日」と考える脳の仕組みを使う
⑦神業を繰り出す柔道選手の自分を律するこころの規律に学ぶ
⑧競泳では、脳が疲れない四ビートのリズムで、ザリガニのフォームで正確に水を前胸部でとらえる美しい機能的な泳ぎをする
⑨腰を切る「身切り」のフォームでホームランを打つ理論を開発した大谷翔平選手に学ぶ
⑩卓球選手のボールは体の前胸部のどの高さで打ち返すのが良いか、攻めの体の攻撃ポイントを見つけて練習をする

子どものミッションと親のミッション

子どもに素晴らしい運をもたらすためには、運がつくミッションを与えることが大事です。子どもにミッションを与えるときは、「そうだね」など、気持ちを込めた相手の脳に入る言葉から始めること。子どものこころは、純粋なので、正しい使命であれば、きっとやり遂げてくれると思います。子どもに期待しましょう！　美しいこころを持つと、誰からもかわいがられ、運がついてきます。

【子どものミッション】

①学校でのミッション――先生や友達を好きになり、いつも全力投球する

②家でのミッション――お父さん・お母さん・兄弟・姉妹を好きになり、いつも全力投球する

③絵を描いたり、音楽を聴いたり、スポーツをするときは、美しいこころと美しい姿勢を心がける

【親のミッション】

①子どもには、できるだけ早く何になりたいかを聞いてあげる
②親は、できるだけ子どもの成長に役立つ背中を見せて生活する
③子どもの友達は、自分の子どもと思って、大切にする
④子どもの良い習慣は、家の宝として自慢話にする
⑤先生の悪口は言わない——できるだけ先生の良い点をほめる
⑥子どもを含め、自分の家族に対してプライドを持つ
⑦子どもは、家の力を発揮する財産と考え、できるだけのことをする
⑧子どもにお願いすると、二秒ですぐにやってくれる育て方をする
⑨子どもには、黙って背中を見せるだけで、教育してくれる立派な大人を近くに用意する
⑩子どもに本当に大切なお願いをするときは、正装してこころからお願いする
⑪子どもの才能は、三歳・七歳・十歳で決まると心得る

男の脳と女の脳の違いを活かす

男性の脳というのは、右の脳と左の脳の間にある脳梁《のうりょう》という部分が大きいのが特徴です。女性は左の脳も右の脳も繋がっていて両方使います。だから、喋りながら考えることができるのです。つまり、男女で言語中枢の機能が違っています。男性は考えてから喋りますが、女性は考えながら喋ることができるのです。だから、口喧嘩をすると男性は女性には勝てないのです。

男性は一度決めたことは貫き通そうとする傾向がありますが、女性は喋りながら考えるので途中で考えが変わることもあります。女性は自分の意見がころころ変わっても、考えながら喋っているから抵抗がないのです。男性はそれを聞いて「さっきは違うことを言ったじゃないか」と思うのですが、女性はそんなことは気にならないわけです。男性からすると「それはないよ」と言いたいところですが、この臨機応変さは男性にはない女性の強みです。

面白いのは、入学試験で点数を比較すると圧倒的に女性のほうが高いのです。決して男性の頭が悪いわけではないのですが、点数をつけるとそうなってしまう。しかし、社会に出て出世をするのは圧倒的に男性のほうが多い。これには結婚や出産などによって女性が働き続けにくいという日本の社会システムの問題が当然ありますが、それだけではなくて、男女の脳の働きにも理由を見出すことができます。

要するに、男は物事を突き詰めて考えるのが得意だけれど、女は喋りながら考えるのが得意であるという違いです。女性は近くのものがよく見えている。一方、男性は目の前は見えないけれど、遠くのほうがよく見えているわけです。だから目の前で話し合うと女性のほうが圧倒的に頭の回転が速いのですが、男性には底力があって、時間をかけてじわじわとその力を発揮していきます。

男女平等と言いますが、脳の仕組みにおいては決して平等にはなっていません。そもそも脳のつくりが違っているということです。それがわかると、男性も女性に対してコンプレックスを抱く必要がなくなります。会社でも同期入社の女性ができるからといって卑下する男性がいます。でも、本来違っているのですから、お互いの違いを認めてそれぞれの潜在能力を発揮すればいいのです。社会全体の発展のためには、それぞれが大きな潜在能力を出し合うことが一番です。

あとがき

冒頭でも述べた如く人間には自己保存の本能があるため、難しい話は嫌いで、できるだけ優しい話にすりかえて考える癖を持っています。このため、「潜在能力とは、表に出ていない、内に秘めた才能」のことだと思っている人が多くいます。私もはじめは、全く同じ考えでいました。

しかし、人の命をあずかる救命センターでは、すべてが、最高のものが要求されるため、たとえ潜在能力といえども世界一のものが要求されます。患者家族は、このセンターで一番優秀な医師に診てほしいと希望すると、みんなに訴えました。

この正論が、日大の救命センターにＡＩ・コンピュータシステムを設置することを可能にしました。

その結果、数々の奇跡に近い現象を体験してきました。たとえば、脳は温度で死ぬとか、三十四℃を境に糖から脂質代謝変換が起きるため、体を冷やすと重度の糖尿病が発生します。このため、低体温療法をゆっくり導入しないと失敗するなど、思いもよらぬ事件の原因に気がつきませんでした。まさか、これが、潜在能力から起きている事件とは!!!

第3部でもふれましたが、私は、三年前に心筋梗塞、鬱血性心不全、腎不全、前立腺がん、糖尿病、眼底網膜出血などの六つの大病をしました。その後に潜在能力の低下が起こりました。はじめは、病気のせいとか年齢のためと思っていました。何か、急に年を取った感じになって、ボールを投げても的の下に当たる、ゴルフのパッテングを行うとショートする、字を書いてもどことなく字が曲がっている。絵を描いても、木は細く、寂しい絵になってしまう。

しかしそうやって大病を次々に経験したおかげで、スポーツの原理や人間の潜在能力について基本から見直す機会を得て、本書ができあがってきました。

二〇四〇年代には、人口減少のほか、イノベーション時代が、確実にやってくると言われています。このため子どもの数を増やすだけでは十分では、ありません。頭がよくＡＩに精通し、誰からも愛され、運の強い素晴らしい子どもを育てることは、急務です。そのため育脳の章をあえて追加しました。

最後になりましたが、本書を出版する機会をいただいた致知出版社の藤尾秀昭社長にまず御礼を申し上げます。また、潜在能力の多様性を三部構成に分けてわかりやすくできたのは、致知出版社の小森俊司氏と、太田泰文氏のおかげです。こころから熱くお礼を申し上げます。

「潜在能力を原点から高める」……思ってもいなかった明るい世界を知ることができて老後も楽しくなってきました。

林　成之

令和六年九月

〈著者紹介〉

林 成之（はやし・なりゆき）

昭和14年富山県生まれ。日本大学医学部、同大学大学院博士課程修了。マイアミ大学医学部、同大学救命救急センターに留学。平成3年日本大学医学部附属板橋病院救命救急センター部長に就任。27年より同大名誉教授。脳科学をスポーツに応用し、北京オリンピック競泳日本代表の北島康介選手らの金メダル獲得に貢献した。脳低温療法を開発し国際学会の会長も務めるなど、脳蘇生治療の第一人者としても知られる。著書に『〈勝負脳〉の鍛え方』（講談社現代新書）『脳に悪い7つの習慣』（幻冬舎新書）などがある。

運を強くする潜在能力の鍛え方

令和六年十月十五日第一刷発行

著　者　林　成之

発行者　藤尾　秀昭

発行所　致知出版社

〒150-0001東京都渋谷区神宮前四の二十四の九

TEL（〇三）三七九六―二一一一

印刷・製本　中央精版印刷

落丁・乱丁はお取替え致します。（検印廃止）

ISBN978-4-8009-1316-6 C0095

ホームページ　https://www.chichi.co.jp

Eメール　books@chichi.co.jp

ブックデザイン―― TYPE FACE（渡邊民人・森岡菜々）

編集協力――柏木孝之

本文写真――時事（P63、66、69、84、87）

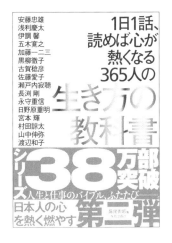